JN321538

どう身を守る？
放射能汚染

渡辺雄二 著

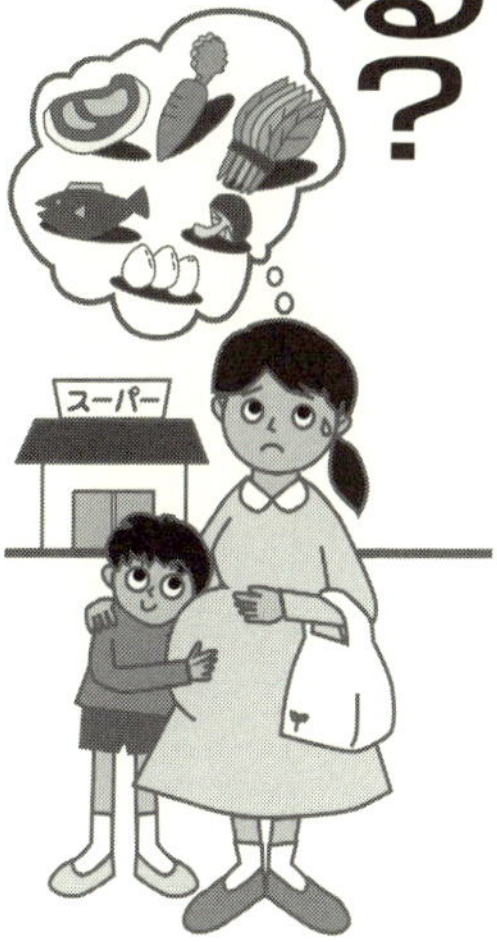

緑風出版

どう身を守る? 放射能汚染

目　次

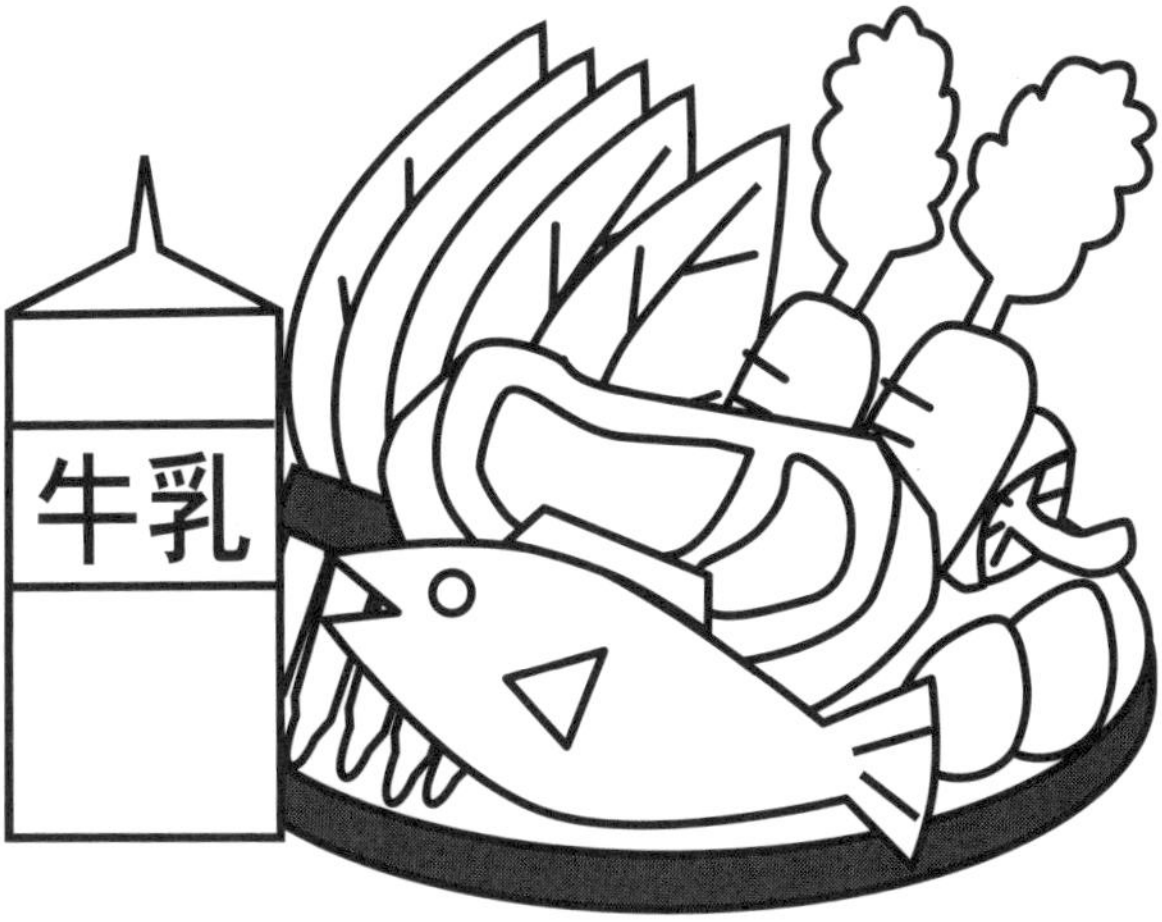

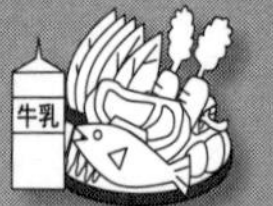

1 悪夢が現実に

常につきまとう不安

あの大事故以来、「どうも気が晴れない」「いつも不安を感じる」——こんな人が多いのではないでしょうか？　かくいう私もその一人です。千葉県北部にある私が住む町にも、東京電力福島第1原子力発電所から出た放射性物質が空から降ってきて、家の屋根やベランダ、庭の土や草、樹木、周囲の道路や田畑、山などに積もっています。おそらく家の周囲の放射能を測定したら、平常時よりかなり高い値が出ることでしょう。

そのため、「放射性物質を吸い込んでいるのでは？」「がんになる確率が高まるのでは？」という不安を感じながら生活しています。おそらく同じような思いで暮らしている人はとても多いでしょう。

表1-1　東京電力・福島第一原子力発電所、事故の主な推移

3/11	午後2時46分	地震発生。1、2、3号機の原子炉が緊急停止
	3時30分頃	津波が襲来
	3時37分	1号機の全交流電源喪失および冷却システム停止
	3時38分	3号機の全交流電源喪失
	3時41分	2号機の全交流電源喪失
3/12	午前10時17分	1号機ベント（排気）作業を開始
	午後2時53分	1号機の原子炉への淡水注入が停止
	午後3時36分	**1号機の原子炉建屋が水素爆発**
3/13	午前2時42分	3号機の冷却システム（高圧注水系）停止
	午前8時41分	3号機のベント開始
3/14	午前9時頃	3号機の原子炉圧力容器が破損
	午前11時頃	**3号機の原子炉建屋が水素爆発**
	午後1時25分	2号機の冷却システム（原子炉隔離時冷却系）停止
3/15	午前0時2分	2号機のベント開始
	午前6時頃	**4号機で水素爆発とみられる爆発音および建屋損傷**
	午前6時～6時10分頃	**2号機の圧力抑制室付近で大きな衝撃音**

二〇一一年三月一一日午後二時四六分、それは悪夢の始まりでした。マグニチュード九・〇の大地震が宮城県沖で発生し、ご承知のように大津波が宮城、岩手そして福島の海岸に押し寄せ、福島第1原子力発電所を機能麻痺に陥れました。原子炉は緊急停止したものの、地震によって外部からの電力供給がストップし、非常用のディーゼル発電も津波によって停止し、電力供給がまったくできなくなってしまったのです。

原発を少し知る人なら、電力供給が全面ストップすることがどんなに恐ろしいことかすぐ分かるはずです。それは、原子炉の冷却が不可能になることを意味するからです。

メルトダウンが発生

電力供給ができなくなったら、いったいどうなるのか？　その答えは明白です。原子炉を冷やしている水の循環システムが機能しなくなり、原子炉の温度がどんどん上がってしまうのです。原子炉は停止されても、それまでの核分裂で発生した熱がたくさん残っているからです。

そして、その熱によって核燃料棒の温度が急上昇し、場合によっては核燃料を収めているペレットが溶け、さらに核燃料棒も溶けることがあります。そしてそれらが原子炉圧力容器の底に落ちる、いわゆるメルトダウン（炉心溶融）の状態がおこります。実際、福島第1原発の1～3号機でメルトダウンが起こっていたのです。

そして、事態はさらに悪化していました。メルトダウンにとともに、核燃料棒の素材であるジルコニウム合金と水とが反応して水素が発生していたのです。それが酸素と反応して爆発を起こせば、大量の放射性物質が大気中にばら撒かれることになります。これが実際に起これば、周辺の空気や土壌、植物、河川・湖沼、海は汚染され、一九八六年に旧ソ連で発生した、あのチェルノブイリ原発事故の悪夢が繰り返されることになります。

しかし、その悪夢が現実に起こってしまったのです。メルトダウンを起こした1号機と3号機の建屋に水素が溜まって、激しい爆発を起こしたのです。

原子炉建屋が爆発

爆発は二〇一一年三月一二日、まず1号機で発生しました。そして、建屋の上半分が吹っ飛びました。テレビでその映像を見た時、私は「原子炉格納容器が壊れたのでは?」と一瞬思いました。というのも、映像では建屋の鉄骨の中に格納容器が見当たらなかったからです。そして、「大変なことになったぞ」と思いました。

しかし、それはすぐに間違いであることに気付きました。爆発したのは建屋の上部だけで、その下にある格納容器はそのまま残っていたのです。私は少しほっとしました。格納容器が壊れていたら、膨大な放射性物質が周囲に飛び散って、チェルノブイリと同様の悲惨な事態になっていたからです。

それでも、建屋が爆発すること自体大変な事故でした。というのも、原子炉圧力容器から漏れでた放射性物質が建屋内に溜まっていたため、それが爆発によって大気中にばら撒かれてしまったからです。

さらにその翌々日、今度は3号機が爆発しました。それは1号機よりも激しいものでした。灰色の煙と火花がテレビの映像に映っていました。そのため、建屋は1号機よりも激しく壊れていました。建屋のコンクリートは吹っ飛び、鉄骨がぐにゃぐにゃに曲がっていました。

一方2号機では、原子炉格納容器の一部である圧力抑制プールが爆発して、そこから放射性物質が外に漏れ出しました。

さらに4号機でも事故が起こりました。原子炉の定期点検中であった4号機が爆発と火災を起こして、建屋が破壊されてしまったのです。ここでは原子炉は停止していましたが、使用済みの核燃料棒が貯蔵プールにたくさんありました。当初は核燃料棒が熱をもってそこから水素が発生し、水素爆発を起こしたとみられていましたが、後に東電は、3号機で発生した水素ガスが排気管を逆流して4号機に流れ込んだため爆発した可能性があると発表しました。いずれにせよ、その爆発と火災によって放射性物質が大気中に放出されました。

レベル7の福島原発事故

経済産業省の原子力安全・保安院は三月一八日、これらの事故を国際的な評価尺度（ＩＮＥＳ）のレベル5に該当するとしました。ちなみに、原子力事故はレベル1から7に分類されていて、チェルノブイリ事故は最悪のレベル7です。一九七九年にアメリカのスリーマイル島で起こった原発事故がレベル5。しかし、この事故では核燃料が溶融して放射性物質が外に漏れ出たものの、建物自体は爆発などによって破壊されることはありませんでした。

一方、福島第1原発は三つの建屋がボロボロになるくらいに破壊され、さらに格納容器の一部が破損を起こしたのですから、スリーマイル島事故よりも深刻な事態であることは明らかでした。私はすぐに「レベル6に該当する」と思いました。

原子力安全・保安院が、事故を小さく評価して、国民の動揺を少なくしてパニックにならないようにしていることは明らかでした。結局、あとになってレベル7に該当するという発表を行なったのは周知の通りです。

この根拠となったのが、福島第1原発から大気中に放出された放射性物質の量です。その量が国際的な評価尺度のレベル7に達していたため、原子力安全・保安院もレベル7という発表をせざるを得なかったのです。

レベル5からレベル7に一挙に跳ね上がったため、私だけでなく多くの人がひじょうに驚いたようです。

福島第1原発から出た放射性物質の量は、チェルノブイリ原発事故のおおよそ一五%とされていますが、二〇~五〇%という見方もあります。歴史上に刻印される大事故であり、膨大な量の放射性物質が環境中に放出されたことは間違いないことなのです。

あらゆるものを汚染した放射性物質

爆発によって大気中に飛び散った大量の放射性物質は、風に乗って周辺へと拡散していきました。それは福島県内にとどまらず、関東やその他の道府県、さらに韓国や中国、アメリカにまで達したのです。チェルノブイリ原発事故でも大量の放射性物質が大気中に放出され、ソ連国内ばかりでなく、ヨーロッパの国々、そして日本をも汚染しましたが、それと同じようなことが起こってしまったのです。

チェルノブイリ原発事故の際に、日本で最も問題になったのは食品の放射能汚染でした。ヨーロッパから輸入されたナッツ類やハーブ類などから放射性セシウム137が検出されたのです。今回の原発事故でも、当然食料品が汚染されることが心配されました。そして、その心配は数日後、現実のものになったのです。

福島第1原発から放出されて、空気、海水、土壌、野菜や牛乳、牛肉、飲料水など、あらゆるものを汚染したのは主に放射性ヨウ素と放射性セシウムです。放射性ヨウ素は数種類ありますが、核燃料のウランの分裂によってできるのはヨウ素131とヨウ素133です。半減期は、131が八日間、133が二〇時間です。

放射性セシウムには、セシウム137とセシウム134があります。セシウム137の半減期は三〇年と長いため、土壌に降り積もると、長期間放射線を出し続けることになります。セシウム１３４の半減期は二年です。

チェルノブイリの事故のときも主に放射性ヨウ素とセシウムが放出されて周囲を汚染しました。その結果、子どもたちの間で甲状腺がんが増加しました。これはその後の調査ではっきり確認されています。また、白血病も増えたのではないかといわれています。さらに、心臓病、脳血管症、先天異常、疫力低下などが増えたとの指摘もありました。しかし、ＩＣＲＰ（国際放射線防護委員会）などはその事実を認めていません。

福島第１原発からはストロンチウムやプルトニウムなどの放射性物質も放出されました。これらは、ヨウ素やセシウムに比べれば微量ですが、深刻な健康を被害を引き起こす可能性があります。

私たちは、これら放射性物質の恐ろしさと厄介さを、今回の事故で痛いほど思い知らされました。「もうこんな事故は絶対嫌だ」「放射性物質に汚染されるのは二度と御免だ」と日本人全員が、そして世界のほとんどの人が思っていることでしょう。

放射性物質とは？

今回、福島第１原発から放出されて、あらゆるものを汚染した放射性物質。それは、そもそもどのようなものなのでしょうか？

放射性物質は、放射線を出しながら崩壊していく原子のことです。放射性物質には、自然放射性物質と人工放射性物質とがあります。自然放射性物質には、ウラン238やカリウム40などがあり、これらは地球の誕生した際にできたものです。また、宇宙線の影響で発生したものもあり、トリチウムやベリリウムなどが知られています。

一方、人工放射性物質は、主に核実験により生成した放射性物質と原発によってできた放射性物質とがあります。前者の場合、原水爆実験によってストロンチウム90やセシウム137などが生じました。これらの放射線量は、世界平均で年間〇・一三ミリシーベルトと見積もられています。

今回の原発事故で放出された主な放射性物質は、ご承知のようにヨウ素131とセシウム137です。通常のヨウ素やセシウムは自然界にも存在していますが、放射線を出すことはありません。ところが、核燃料のウラン235（天然ウランの〇・七%を占める）が核分裂を起こしてできるヨウ素131やセシウム137は、放射線を出すのです。放射性ヨウ素131も放射性セシウム137も、ベータ線という放射線を出して崩壊していきます

放射線は主にアルファ線、ベータ線、ガンマ線、中性子線の四種類があります。アルファ線は陽子二個と中性子二個とからなるヘリウムの原子核、ベータ線は電子、ガンマ線は光子（波長の短い電磁波）、中性子線は中性子（電気的に中性の粒子）です。

放射線は、物質を構成する分子や原子の電子を跳ね飛ばす性質があります。これを電離作用といいます。人間が放射線を浴びた場合、電離作用によって細胞の遺伝子（DNA）が壊れて、突

然変異を起こすことがあります。これが細胞のがん化につながるわけです。

また、大量の放射線を浴びれば、皮膚や内臓の細胞が破壊されて、最悪の場合死にいたるわけです。

ちなみに、「放射能」という言葉がよく使われますが、放射能とはその言葉どおり、本来は「放射線を出す能力」を意味しています。したがって、放射能を持つ物質が放射性物質ということになります。ただし、放射能と放射性物質は同じような意味で使われることが多くなっています。

放射性物質を生み出す原発

放射性ヨウ素やセシウムは人工的な放射性物質で、原発で核燃料が分裂反応を起こした際にできます。核燃料として使われるのは、ウラン235です。これに中性子という粒子を衝突させると、ウラン235が割れて中性子が二～三個飛び出します。そして、その中性子が別のウラン235に衝突し、また割れて中性子が飛び出します。

こうして次々に中性子が飛び出してウラン235に衝突して、それを壊していきます。つまり、連鎖的に原子の核分裂反応が起こるのです。この際に莫大なエネルギーが発生します。崩壊によって、原子の一部がエネルギーに変化したためです。したがって、ウラン235は、崩壊後は少し軽くなります。

この莫大なエネルギーを利用して、電気を作り出しているのが原子力発電です。その基本的な構造は意外に単純なものです。図1—1は、今回事故を起こした福島第1原発の1～3号機と同じ「沸騰水型」の原子炉の模式図です。

図1—1で「原子炉」とありますが、正確には「原子炉圧力容器」といいます。これが、原発の本体といえるものです。この中には、ウラン235を収めた燃料棒が設置されています。そして、それは水で満たされています。ちなみに、今回の事故はこの水がなくなったことによって発生したものです。

ヨウ素131とセシウム137

中性子の衝突によって連鎖的な核分裂反応を始めたウラン235から出た莫大なエネルギーは熱となって、原子炉圧力容器内の水を加熱します。その結果、水は水蒸気となって配管を通って、タービン建屋の方に移動して、タービンを回転させます。それによって発電機が回転して、電気が発生するのです。

水蒸気を発生させてタービンを回し、電気を作るのは、火力発電でも同じです。火力発電の場合、天然ガス、石油、石炭などを燃料として水蒸気を発生させて、それでタービンを回して発電しているのです。水を加熱するものが何であるかの違いです。原発は、それらの燃料が核燃料に代わったということです。

「なぜ、放射性ヨウ素やセシウムが発生するの？」という疑問を感じている人もいるでしょう。

図1-1　沸騰水型軽水炉

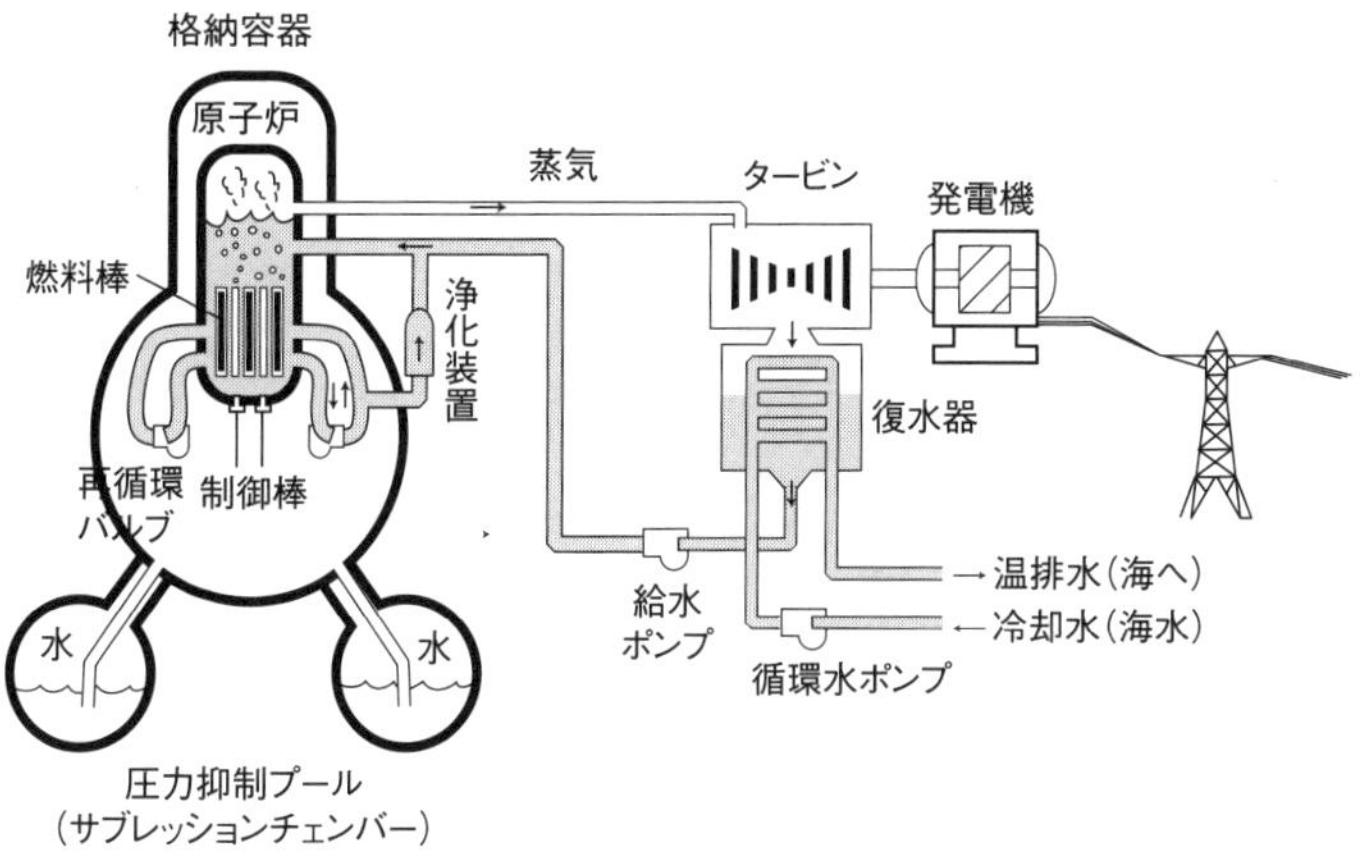

それは、ウラン235が核分裂することによって、様々な原子ができて、それらの一つがヨウ素131やセシウム137ということなのです。これらは放射線を出すため、放射性ヨウ素131、放射性セシウム137といわれます。半減期といって、放射線の量が半分に減少する期間は、ヨウ素131が八日間、セシウム137が三〇年間です。

このほか、プルトニウム239、ストロンチウム90、ストロンチウム89などもできます。プルトニウムは自然界にはほとんど存在しない原子で、アルファ線という放射線を出します。アルファ線はエネルギーの大きな放射線で、プルトニウム239をわずか一〇〇万分の一グラム吸い込んだだけで肺がんが発生するとされています。

ストロンチウムは、ベータ線を出します。ストロンチウム90の半減期は二九年と長いため、長期間環境汚染を引き起こします。ストロンチウム89の半減期は五〇日間です。ストロンチウムを人間が摂取した場合、骨に蓄積されやすい性質があります。

燃料となるウラン235の核分裂にともなって、これらの様々な放射性原子が原子炉内にはできているわけです。そして、通常はそれらが原子炉内に閉じ込められているわけです。

なお、「131」や「137」、「239」「90」「90」などという番号ですが、これは原子を構成する陽子と中性子の数の合計を表しています。原子は、陽子と中性子と電子から構成されています。そして、それらの数の違いによって、さまざまな原子ができているのです。したがって、陽子と中性子の数を足すと「131」となり、放射性ヨウ素131という名称になるのです。

放射性ヨウ素131は、陽子五三個、中性子七八個、それから電子で構成されています。放射性セシウム137は、陽子五五個、中性子八二個、電子で構成されています。セシウム134は、陽子五五個、中性子七九個、それと電子で構成されています。

放射能漏れを防ぐ五つの壁

「原発は五重の壁によって守られているので、放射性物資が外に漏れ出すことはない」——これまでの電力会社と政府の言い分でした。そして、これが原発の安全神話を作り出していたのです。

では、五重の壁とはいかなるものなのでしょうか?

まずペレットという核燃料を閉じ込めている直径約一センチ、長さ約一センチの円柱状のものがあります。セラミックでできています。この中にウラン235は閉じ込められていて、核分裂によって発生した放射性物質がペレットの外には出ないようになっています。これが第一の壁です。

次に第二の壁が燃料棒です。ペレットを詰め込むための細長い管で、ジルコニウム合金でできています。この細い管のなかに燃料ペットをたくさん入れて、そして核分裂を起こさせるわけです。これは、何本も集めた燃料集合体という形で原子炉におさまっています。

第三の壁が原子炉、すなわち原子炉圧力容器です。これは原発の本体といえるものです。原子炉の中に燃料棒が設置され、水の中に沈んでいる状態になっています。ペレットの中のウラン235の核分裂にともなって発生した熱によって水が水蒸気となり、原子炉圧力容器の配管を通ってタービン建屋に行って、タービンを回すのです。

第四の壁が原子炉格納容器です。原子炉圧力容器をすっぽりと包むもので金属でできています。万が一原子炉が損傷して、圧力容器から放射性物質が漏れ出ても、この格納容器から外への漏出を防ぐことができるというのが推進している人たちの神話でした。

最後に第五の壁が原子炉建屋です。格納容器を守るためのコンクリート製の建物です。福島第1原発の建屋は、四角い構造をしています。かなり頑丈に作ってあると言っていましたが、ご承知のように水素爆発によって1号機、3号機、4号機の建屋は見るも無惨に破壊されてしまいました。

脆くも破られた五つの壁

この五つの壁がすべて打ち破られるということは、原子力関係者の間では考えられなかったようです。というより、考えたくなかったのでしょう。それで、「放射性物質が漏れ出すことはない」「原発は安全」ということが強調され、原発の安全神話が創られていったのです。

ところが、今回の事故でそれが単なる「神話」に過ぎないことが証明されてしまいました。もろくも五重の壁がすべて破られて、大量の放射性物質が環境中に放出されてしまったのです。

大地震発生当時、1～3号機が稼動中でしたが、大きな揺れによって燃料棒に制御棒が挿入され、核分裂反応は自動停止しました。そして、外部から供給されていた電源が喪失されました。電気を送っていた鉄塔が倒れるなどして、電気を送れなくなったのです。

ただ、この時点では原子炉の水を循環させて冷却するためのシステムを動かす電源は供給されていました。非常用のディーゼル発電機が動いていたからです。ところが大津波が押し寄せてきて、それが水に浸かって停止してしまいました。そのため電源供給が完全にストップし、冷却システムが機能しなくなりました。

1～3号機の原子炉は自動停止しましたが、それまでの核分裂によってかなり高温になっており、水を循環させて冷やし続けなければならなかったのです。しかし、循環させるための電源が失われてしまったのです。原子炉の冷却機能が失われた時に、緊急に炉心を冷やすために設けられていた緊急炉心冷却装置（ＥＣＣＳ）も十分機能せず、冷却することができませんでした。

そこで東京電力では、急遽電源車を何十台も用意して、緊急的な電源供給を行なおうとしました。ところが、配線がうまくできなかったことなどから、結局のところ電源供給ができませんでした。その間燃料棒の温度は上がり続け、原子炉の中の水は蒸発してしだいに少なくなっていったのです。

大量に飛び散った放射性物質

1号機は一番はやく水がなくなって燃料棒が剥き出しの状態になってしまいました。そのため燃料棒とその中のペレットが高温となり、溶け出して原子炉圧力容器の底の方に溜まっていきました。いわゆるメルトダウンの状態です。

メルトダウンは、2号機と3号機でも起こっていました。これが起こると放射性物質が燃料棒から大量に漏れ出して、環境を汚染する危険性が出てきます。

こうした経過の中で、水と燃料棒のジルコニウムが反応して水素が発生していました。

1号機では、その水素が原子炉建屋内に溜まったいきました。そして、三月一二日午後三時三六分、水素と酸素が反応して水素爆発が起こり、建屋の上半分が吹っ飛んでしまったのです。そして、多量の放射性物質が大気中に放出されたのです。さらに三月一四日午前一一時〇一分、3

号機も水素爆発を起こしました。

2号機では、大規模な爆発は起こりませんでしたが、格納容器の下部に取り付けられた「圧力抑制プール（サプレッション・チェンバー）が損傷を受けました。これはいわば格納容器の一部といえるものであり、原子炉から漏れて格納容器に溜まっていた大量の放射性物質が、この損傷箇所から大気中に放出されたと考えられます。

チェルノブイリの一五％？

さらに、放射性物質の放出は、定期検査中の4号機でも起こりました。この原子炉は停止中で、燃料は核分裂を起こしていませんでしたが、使用済みの燃料棒が貯蔵プールに保管されていました。プールには水が満たされていて、そこに燃料棒が沈められた状態になっていました。ただし、まだ熱を帯びていたため、プールの水を循環させて冷やさなければなりませんでした。しかし、電源が供給されなくなったため、水の循環ができなくなってしまったのです。

そのため貯蔵プールの温度が上昇して、小さな爆発と火災が発生し、原子炉建屋はぼろぼろになりました。なお、爆発の発生は隣の3号機で発生した水素が4号機に流れ込んだためという見方もあります。

こうした原子炉建屋の爆発や火災、また圧力抑制プールの損傷などによって大量の放射性物質、すなわち放射性のヨウ素、セシウム、ストロンチウムなどが大気中に放出されたのです。

そして、それらの放射性物質は風に乗って大気中を拡散していき、飯舘村や伊達市、福島市などの土壌が高濃度に汚染されました。一方、比較的原発に近いいわき市は、汚染の度合いが低かったようです。

なお、原子力安全・保安院は二〇一一年六月六日、福島第1原発から事故後に大気中に放出された放射能は七七万テラベクレル（テラは一兆を表す）であり、チェルノブイリ原発事故の一五％程度と発表しました。

しかし、もっと多いという指摘もあって、オーストリア気象地球力学中央研究所では、事故後三～四日間に放出されたヨウ素131の量が、チェルノブイリ原発事故後一〇日間の放出量の約二〇％、同じくセシウム137の量が約五〇％と試算しています。

いずれにせよ膨大な量の放射性物質が放出されたことは間違いなく、それによって人間も含めてあらゆるものが汚染されてしまったのです。

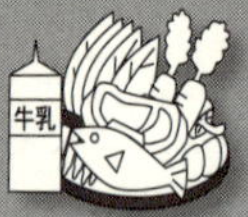

2

汚染されたホウレンソウ、かき菜、シュンギクｅｔｃ、その影響は？

ホウレンソウから規制値を超える放射能が

福島第1原発から出た放射性物質は、大気中を拡散していきました。そして、それはちりや雨とともに地上に降下してきました。それを多くの人が吸い込んだのです。それは福島県ばかりでなく、程度の違いこそあれ、東北や関東の各都県、それ以外の各道府県でも起こっていたのです。

さらに、それらの放射性物質は、農作物や牧草をも汚染しました。「野菜や牛乳が放射能で汚染されるのでは？」という心配の声はあちこちで聞かれていましたが、それが実際に起こったのです。原発事故の対応に政府も東京電力も追われている中、新たな問題にみんなを悩ませ、不安に陥れることになったのです。

それは、三月一九日の枝野幸男官房長官（肩書きは当時、以下同じ）の記者会見で明らかになりました。福島県内の牛乳と茨城県内のホウレンソウから、食品衛生法の暫定規制値を超える放射性ヨウ素が検出されたと発表されました。そして、厚生労働省は、福島県と茨城県に対して販売禁止などの措置をとるように要請したのです。

その後、放射性物質による農産物の汚染は拡大していきました。栃木県のホウレンソウから暫定規制値を越える放射性ヨウ素が、かき菜からは規制値と同じ値が検出されました。さらに、群馬県のホウレンソウとかき菜、千葉県の一部の地域のシュンギクからも規制値を超えて検出されました。

そこで三月二一日、菅直人首相は福島、茨城、栃木、群馬の各県産のホウレンソウとかき菜、福島産の牛乳に対して出荷停止を指示しました。その後も、暫定規制値を超える放射性ヨウ素や放射性セシウムが、福島県の小松菜やキャベツ、ブロッコリー、しいたけ、さらに千葉県の一部のホウレンソウやサンチュなどから検出されて、政府から出荷停止が指示されました。

一方で、しばらくしてから一部の野菜では放射性ヨウ素やセシウムが検出されなくなったということで、出荷停止が解除されていきました。表2―1は、四月中旬までに出荷停止と解除された野菜をまとめたものです。

内部被曝を起こす汚染野菜

放射性物質に汚染された野菜を食べるということは、内部被曝を起こすということです。つまり、体内に放射性物質が入り込んで、それから出る放射線によって細胞が影響を受けるということです。そのため、細胞が破壊されて臓器や組織の機能が低下したり、あるいは細胞の遺伝子が突然変異を起こしてがん化する心配があります。

しかし、枝野長官は三月一九日の記者会見の際に、検出された牛乳とホウレンソウについて、「ただちに健康に影響をおよぼす数値ではない」ということを強調しました。その根拠として、その牛乳を一年間飲んだとしても、被曝線量は胸部CTスキャン一回分程度、ホウレンソウは同じく一回分の五分の一程度であることをあげました。

しかし、この言葉に疑念を抱いた人は多かったようです。なぜなら、販売の禁止を求めておきながら、「健康に影響をおよぼさない」というのは矛盾しているからです。もし本当に健康に影響をおよぼさないのなら、禁止する必要はないはずです。

さらに、「ただちに……」という言葉がひっかかりました。ただちに健康に影響がなくても、後々に影響が現われるのではないか、ということも考えられるからです。

野菜や牛乳の出荷停止を発表した際に枝野長官は、「人体に影響をおよぼす数値ではないので、過剰な反応をしないよう冷静に対応して欲しい」と述べました。そして、「基本的に流通しているものに健康被害をあたえるものはない」とも述べました。

つまり福島や茨城など四つの県の野菜でも出荷停止となったもの以外、たとえばキャベツやレタス、ネギなどは安全であるというのです。

表2-1　出荷停止・解除された食品

<table>
<tr><th colspan="2">産地</th><th>出荷停止されている品目</th><th>解除された品目</th></tr>
<tr><td colspan="2">福島県</td><td>原乳（一部地域）
ホウレンソウ、コマツナ、キャベツなど
ブロッコリー、カリフラワーなど
原木シイタケ（一部地域）</td><td>原乳（一部地域）</td></tr>
<tr><td colspan="2">茨城県</td><td>ホウレンソウ（北茨城市、高萩市）</td><td>原乳、かき菜、パセリ（県全域）
ホウレンソウ（北茨城市、高萩市を除く地域）</td></tr>
<tr><td colspan="2">栃木県</td><td>ホウレンソウ</td><td>かき菜</td></tr>
<tr><td colspan="2">群馬県</td><td></td><td>ホウレンソウ、かき菜</td></tr>
<tr><td rowspan="2">千葉県</td><td>香取市
多古町</td><td>ホウレンソウ</td><td></td></tr>
<tr><td>旭市</td><td>ホウレンソウ、シュンギク、チンゲンザイ、サンチュ、パセリ、セロリ</td><td></td></tr>
</table>

出典）『朝日新聞』2011年4月20日付

放射性物質に閾値はない

しかし、多くの消費者はその言葉を信用しなかったようです。都内などでは、スーパーに並ぶ福島産や茨城産などの野菜が、全般的に売れなくなったからです。おそらく「ほかの野菜だって同じく汚染されているだろう」という心理が働いたのでしょう。

それから、暫定規制値を超えたものは出荷停止、超えないものは流通という措置がとられていますが、ちょっとでも下回れば「安全」という判断にも疑問を感じた人が多かったと思います。とくに放射性物質には閾値《しきいち》が存在しない、つまり「これ以下なら安全という値はない」ので、多くの人は不安を払拭できなかったのでしょう。

この閾値がないということは、極めて重要なことです。もし閾値があれば、この量以下なら「安全である」ということをはっきり言うことができます。ところが閾値が存在しない場合、はっきり「安全」と言うことはできないのです。

それでも何らかの基準を示さなければなりません。閾値がないということでどんなに微量でも危険ということになれば、野菜や牛乳などにごく微量でも放射性物質がふくまれると危険ということになって、すべて食べられなくなってしまうからです。

そこで、厚生労働省では、野菜や牛乳、飲料水などについて暫定規制値を急遽決めて、それを超えているものは「食べてはいけない」、これ以下であれば「食べてもよい」という判断をすることにしたのです。

しかしこれはあくまでとりあえずの規制値です。だから「暫定的」という枕詞がついているのです。これまで原発事故は起こらないという安全神話がまかり通っていました。そんな状況下で、食べものに対する放射性物質の規制値を厚労省内で議論することは、タブー視されていたのです。なぜなら、規制値は原発が事故を起こして放射性物質が漏れだすことを前提としており、自分たちで創った原発の安全神話を否定するものだったからです。

ところが、福島第1原発の事故によって安全神話は完全に崩壊し、厚生労働省は市場が混乱することを防ぐために、慌てて暫定規制値を作ったのです。

表2-2　飲食物摂取制限に関する指標

核種	原子力施設等の防災対策に係る指針における摂取制限に関する指標値（Bq/kg）	
放射性ヨウ素（混合核種の代表核種：^{131}I）	飲料水	300
	牛乳・乳製品※	
	野菜類（根菜、芋類を除く）	2000
放射性セシウム	飲料水	200
	牛乳・乳製品	
	野菜類	500
	穀類	
	肉・卵・魚・その他	
ウラン	乳幼児用食品	20
	飲料水	
	牛乳・乳製品	
	野菜類	100
	穀類	
	肉・卵・魚・その他	
プルトニウム及び超ウラン元素のアルファ核種（^{238}Pu、^{239}Pu、^{240}Pu、^{242}Pu、^{241}Am、^{242}Cm、^{243}Cm、^{244}Cm放射能濃度の合計）	乳幼児用食品	1
	飲料水	
	牛乳・乳製品	
	野菜類	10
	穀類	
	肉・卵・魚・その他	

※100Bq/kgを超えるものは、乳幼児調製粉乳及び直接飲用に供する乳に使用しないよう指導すること。

出典）平成23年3月17日厚生労働省医薬食品局食品安全部長通知

急場しのぎの暫定規制値

しかし、この暫定的規制値がどれだけ信頼できるものなのか、疑問を感じます。暫定規制値は、厚生労働省が十分議論して決めた値ではありません。内閣府の原子力安全委員会が設けていた「飲食物摂取制限に関する指標」を、そのまま暫定規制値としたにすぎません。つまり、急場しのぎのものなのです。それは表2―2に示したとおりです。

ここでBq=ベクレルとは、放射能の強さの単位です。放射線物質が一秒間に放射線を出しながら一つ崩壊した場合が一ベクレルです。したがって、ベクレル数が大きいほど放射能が強く、放射線の量も多いということです。

表2―2の指標は、野菜類や飲料水などによって、人間がどの程度までなら放射線に被曝しても問題ないか、という考えに基づいて作られています。では、少しややこしくなりますが、その指標がどうやって決められたのかを見ていきましょう。

テレビや新聞で、シーベルトという単位をよく目にすると思います。これは、人間が放射線を浴びたときの影響度を示す単位です。仮にある放射性物質が一〇〇〇ベクレルを有した場合、それが人体に与える影響度は、放射性物質が出す放射線の種類（アルファ線、ベータ線、ガンマ線など）によって異なります。それを考慮して、放射性物質の人体に対する影響の度合いを示す単位がシーベルト（Sv）です。

たとえば、一kg当たり三〇〇ベクレルの放射性ヨウ素131を含む食べ物があったとして、それを食べた場合の人体への影響度は次のようにして計算されます。

（300×1.6×10^{-5}=0.0048mSv（ミリシーベルト）

ここで、〈1.6×10^{-5}〉は実効線量係数といい、放射性物質の種類などによって決まっています。セシウム137の実効線量係数は〈1.3×10^{-5}〉です。

国際放射線防護委員会（ＩＣＲＰ）などによると、七〇〇〇ミリシーベルト以上を被曝すると、九九％以上の人が死亡し、四〇〇〇ミリシーベルトで五〇％の人が死亡するとされています。また、一〇〇〇ミリシーベルトで一〇％の人が吐き気、五〇〇ミリシーベルトでリンパ球の減少が見られるといいます。広島・長崎の原爆被爆者の長期調査などから、一〇〇ミリシーベルト以下であれば、がんなどの明確な健康影響はないとされています。

図2―1は、何ミリシーベルトでどのような人体影響が現われるのかをまとめたものです。作業員の年間被曝限度量が二五〇ミリシーベルトとなっていますが、通常の作業では五〇ミリシーベルト、原発事故などで緊急作業をする場合は一〇〇ミリシーベルトです。ところが厚生労働省は、福島原発事故での緊急作業に限り、二五〇ミリシーベルトに引き上げてしまったのです。なお、私たちは自然界から常に微量ながら放射線を受けていて、その量は世界平均で年間二・四ミリシーベルトとされています。

暫定規制値の決め方

ここでポイントとなるのは、一〇〇ミリシーベルトという被曝線量です。図2—1では、「健康に影響がでる危険が高まるレベル」となっています。一般に一〇〇ミリシーベルト以下なら、健康に悪影響がおよぶことはないとされています。また、妊婦の場合、胎児に悪影響が現われない上限については、少なくとも五〇ミリシーベルトまでは問題がないというのが一般的な見解になっています。

原子力安全委員会では、野菜や牛乳、飲料水などの放射性ヨウ素の被曝許容量（内部被曝も含む）をＩＣＲＰ（国際放射線防護委員会）などの考えに基づいて、年間で五〇ミリシーベルトと設定しました。これは甲状腺に対するものです。というのも、体内に入った放射性ヨウ素は甲状腺に集まるからです。そして、放射性ヨウ素を摂取する可能性のある食品を、一・飲料水、二・牛乳・乳製品、三・野菜類（根菜、芋類を除く）の三つのカテゴリーに分類しました。なお、根菜と芋類を除いたのは、放射性ヨウ素１３１は半減期が八日間と短いため、それらに蓄積されることはないだろうという判断からです。

次に、三つのカテゴリーの摂取制限の指標を算定するに当たって、まずこれら以外の食品から三分の一の放射性ヨウ素を摂取すると考えました。そして、残りの三分の二を前の三カテゴリーの食品から摂取するとして、これを均等に三分の一ずつ割り当てました。さらに、国内の食品の

図 2-1　被曝線量と体への影響

1ミリシーベルトは1000マイクロシーベルト

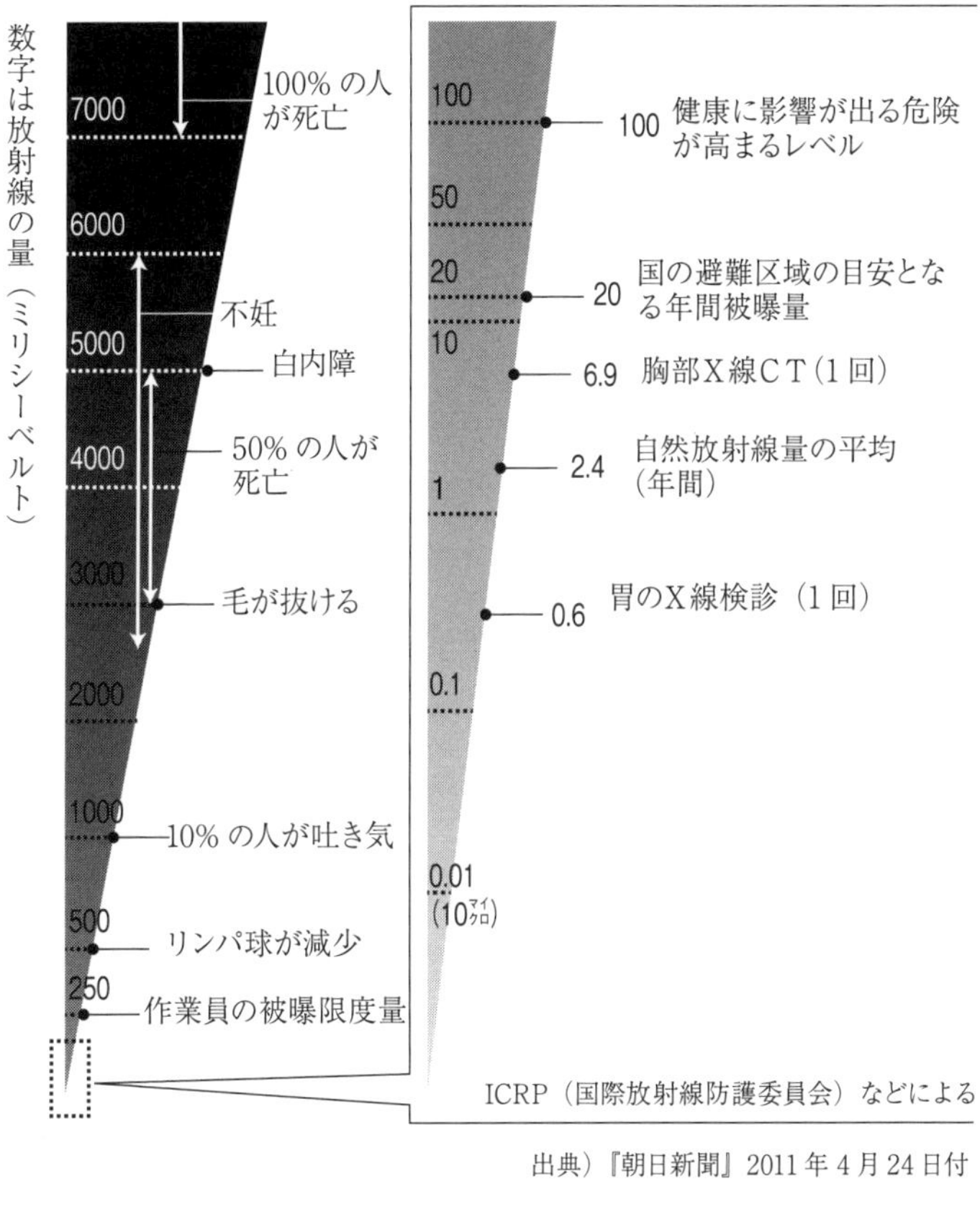

出典）『朝日新聞』2011年4月24日付

摂取量を考慮して、被曝許容量の五〇ミリシーベルトを超えないように、前の表のような値を指標としたのです。

規制値は信頼できるのか？

枝野官房長官は、これらの指標＝暫定規制値を根拠として、これを超えていない野菜については、「安全で食べても問題ない」と強調しました。しかし、これらの指標の決め方はかなり荒っぽいという印象を受けます。

まず三つのカテゴリー以外の食品からの被曝量を三分の一としていますが、その根拠がよくわかりません。実際にはもっと多い可能性があります。そうなると、三カテゴリーの指標はもっと小さくしなければならないことになります。さらに、三カテゴリーの食品の被曝量を「均等に三分の一」ずつ割り当てていますが、単純に均等割りでよいのか疑問です。本来ならまず食生活のベースとなる飲料水からの被曝量を設定して、残りの被曝を牛乳・乳製品や野菜類などから受けるという前提で、それぞれの指標を決めるべきと考えられます。

野菜や牛乳などの出荷制限や停止は、すべてこの指標＝暫定規制値に基づいて行なわれていますが、それほど信頼できる数値なのか、疑問を感じざるをえません。

指標は、放射性セシウムについても設定されています。決め方は放射性ヨウ素と同様です。ただし、セシウムについては年間の被曝許容量を五ミリシーベルトとしています。これは全身に対するものです。というのも、体内に入った放射性セシウムは全身に分布するからです。そして、食品を五つのカテゴリーに分けて、均等に五分の一ずつ割り当てて、被曝許容量を超えないように各カテゴリーの食品について、前の表のような値を指標としました。

以上が、「飲食物摂取制限に関する指標」、すなわち暫定規制値の根拠なのです。枝野官房長官も、厚生労働省も、この規制値を超えていなければ安全であることをしきりに強調していますが、その決め方はずいぶんアバウトなものであり、この規制値に基づいて安全かそうでないかを単純に判断していいものなのか、疑問を感じざるを得ないのです。

甘い日本の規制値

本来であれば、放射性物質の規制値については、厚生労働省の薬事食品衛生審議会や内閣府の食品安全委員会で時間をかけて議論し、もっと厳密に設定すべきでしょう。ところが、前述のように原発の安全神話がまかり通っており、それを少しでも揺るがすような議論はタブー視されていたため、それが行なわれなかったのです。

だからといって、十分議論されていないものをあたかも錦の御旗のように振りかざして、「これ以下なら安全」と言い切るのは、国民を欺いているように思えてなりません。

しかも、これらの暫定規制値について、薬事食品衛生審議会や食品安全委員会が「このままでいい」という判断を急いで下したのも納得のいかないところです。

野菜や牛乳、飲料水などに対する放射能汚染は現実に進行しており、まずその対策を行なわなければならず、とにかく「これは危険」「これは安全」ということを宣言しなければ、市場や国民がパニックになる恐れがあるため、従来の指標＝暫定規制値をそのまま認めたという観を否めません。

実はこれらの暫定規制値は、チェルノブイリ原発事故が発生した現・ウクライナの規制値に比べると格段に甘いのです。ウクライナでは、食品ごとに細かく規制値が決められていて、放射性セシウムについては、飲料水は一キログラム当たり（以下同じ）二ベクレル、野菜四〇ベクレル、ジャガイモ六〇ベクレル、肉類二〇〇ベクレル、魚一五〇ベクレル、ミルク・乳製品一〇〇ベクレル、パン二〇ベクレルなどとなっています。日本は飲料水が二〇〇ベクレル、ですから一〇〇倍も甘く、野菜および肉・魚五〇〇ベクレル、牛乳・乳製品二〇〇ベクレルと、いずれもかなり甘い値になっているのです。

ウクライナの規制値は、一九九七年に改定されたもので、原発事故後の調査や検討によって設定されたものです。日本でも、もう一度十分な検討がなされるべきでしょう。

魚介類の規制値はおかしい

放射性ヨウ素については、それを含む可能性のある食品を、一・飲料水、二・牛乳・乳製品、三・野菜類に三カテゴリーに分類しましたが、この分け方は妥当性を欠いていることがすでに判明しています。なぜなら、魚介類からも放射性ヨウ素が検出されているからです。

専門家の間では、放射性ヨウ素は海に流れ出ても拡散されていき、さらに半減期が八日間と短いため、放射能が短期間に弱まっていくという理由で魚には蓄積されないとされていました。そのため、魚介類は除外されて前の三カテゴリーとされ、指標も決められていませんでした。

ところが二〇一一年四月一日に、福島第1原発から約七〇キロメートルも離れた茨城県北茨城市沖で捕れたコウナゴ（イカナゴ）から、一kg当たり四〇八〇ベクレルの放射性ヨウ素が検出されたのです。つまり、魚介類には蓄積されないという前提が崩れてしまったのです。したがって、前の三カテゴリーを魚介類を含めた四カテゴリーとして、もう一度指標を見直さなければならなくなったのです。

ところが、それは行なわれませんでした。菅直人内閣は、魚介類についての放射性ヨウ素の暫定規制値を野菜と同じ一kg当たり二〇〇〇ベクレルと決めて、それで決着をつけようとしました。

しかし、なぜ野菜と同じになるのか、説明が十分に行なわれていません。規制値がなかったので、単に野菜と同じにしたというに過ぎないのです。これでは、科学的にどれだけ信用できるものなのか、分からないことになります。すくなくとも魚介類の規制値については、もう一度検討を行なうべきなのです。そして、その上で、野菜や牛乳などについても、本当にこの規制値が妥当なのか、もう一度検討すべきでしょう。

それから、野菜類から根菜と芋類を除外していますが、これらに放射性ヨウ素が本当に蓄積することはないのかについても、もう一度検証すべきでしょう。

放射性物質を取り除く方法

福島第1原発から大気中に放出された放射性物質は、各都県の様々な地域の野菜から検出されました。福島県では、葉物野菜ばかりでなく、シイタケやタケノコなどからも暫定規制値を超える放射性セシウムが検出されました。また、福島県、茨城県、栃木県、千葉県、神奈川県の茶葉から、さらに静岡県でも、製茶から規制値を超える放射性セシウムが検出されました。

つまり、放射性物質は関東や東北、中部など広範囲に降下して、程度の差こそあれ、あらゆる野菜や果物、お茶などを汚染したのです。したがって、私たちが毎日食べている野菜や果物、お茶などに放射性物質が付着しているのは紛れもない事実なのです。日本政府は、「暫定規制値を下回っていれば安全」と公言していますが、前述のようにその規制値は本当に信頼できるものなのか、はなはだ疑問です。

そのため、「できるだけ放射能はとりたくない」と思っている人も多いでしょう。前にも指摘したように放射性物質には閾値が存在しないので、そう感じるのも無理からぬことです。私にしても、できるだけ放射性物質は体内に取り込みたくありません。

野菜の放射能汚染については、一時期騒がれましたが、七月に入ると、ほとんど報じられなくなりました。しかし、セシウム１３７は半減期が三〇年と長いので、野菜の根から吸い上げられ

図2-1　セシウム-137の野菜への蓄積

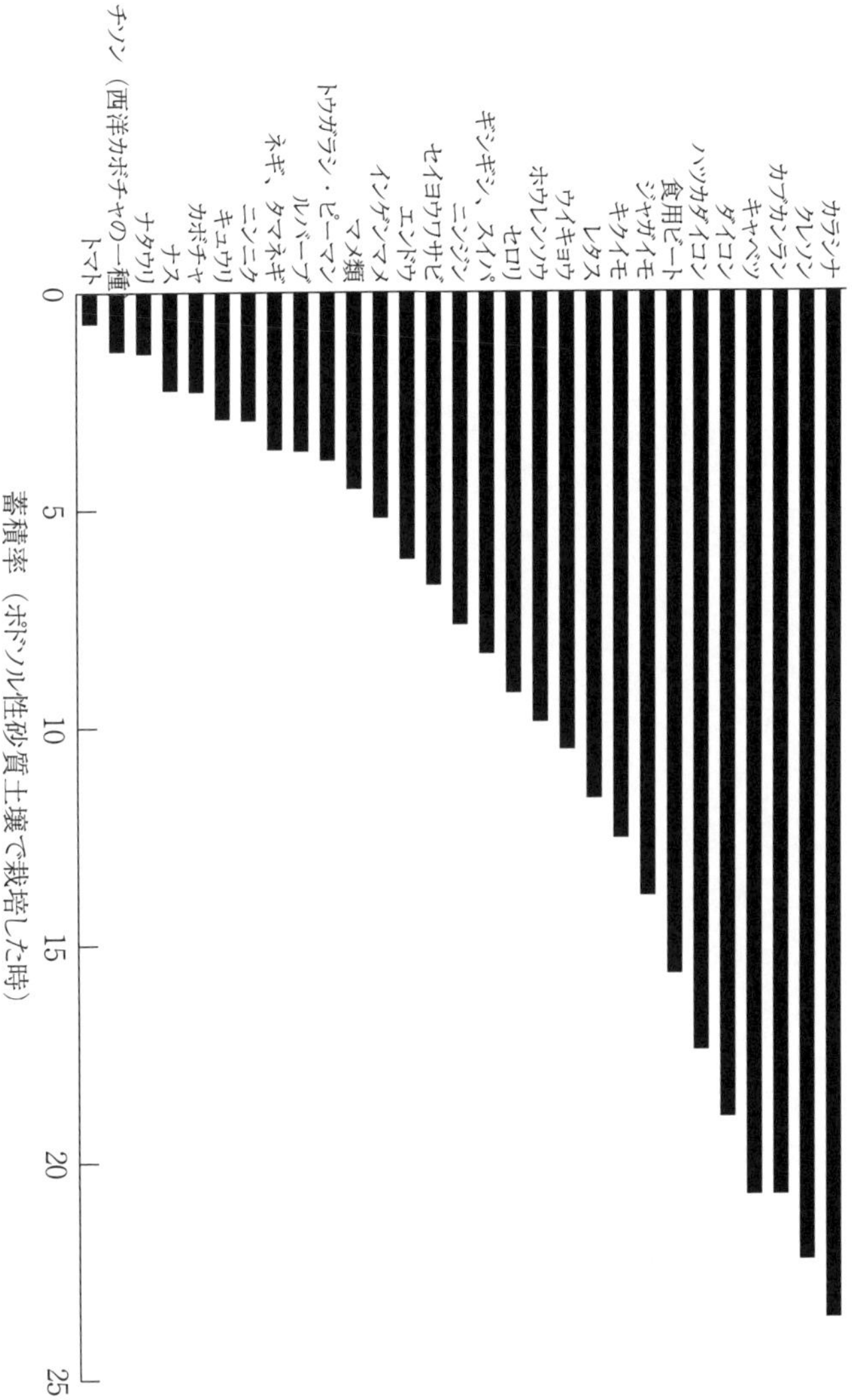

出典：ＮＰＯ法人チェルノブイリ救援・中部発行『ウクライナ原子力発電所事故による被災者と私たちの救援活動 Part 1　事故で何が起こったか』

て汚染している可能性があります。

そこで、野菜や果物などから放射性物質を減らす方法について考えたいと思います。それは、農薬や食品添加物を減らす方法とだいたい同じということです。まず水でよく洗うことです。それらは葉の表面に蓄積したものです。ホウレンソウやかき菜などから暫定規制値を超える放射性ヨウ素が検出されましたが、それらは葉の表面に蓄積したものです。したがって、水でよく洗うことで、葉の表面の放射性物質を洗い流すことができるのです。

それから水につけておくというのも有効です。セシウムやストロンチウムは水に溶けやすいので、水につけておくだけでもある程度除去することができます。さらに、ゆでてそのお湯を捨てることでも減らせます。

「それでどのくらい除去できるの？」と心配になる人も多いでしょう。『食品の調理・加工による放射性核種の除去率』という冊子があります。(財)原子力環境整備センター(現・原子力環境整備促進・資金管理センター)が一九九四年に発行したものです。そこに食べもの別に除去率が載っているので、それを見てみましょう。

野菜類から取り除く方法

【ホウレンソウ】

葉に付いた放射性セシウム137は、水洗いで除去率八九%となっています。同じくセシウム

134は五九～九五％、ヨウ素131は九三％で、ストロンチウム89は七九％と、いずれも高い除去率になっています。放射性物質は、埃と同様に葉にのっているような状態と考えられるので、除去率が高いと考えられます。

ただし経根汚染、すなわち根から放射性物質が吸収された場合は、当然ながら除去率は低下します。セシウム134の除去率は水洗いで四四％と低く、水あく抜き（水に浸してあくを抜くこと）で五〇％、ストロンチウム89は水洗いで六六％、水あく抜きで七一％となっています。

【ブロッコリー】

ブロッコリーも表面が汚染された場合は、水洗いでかなり除去することができます。水洗いでの除去率は、セシウム134で九一～九五％、ストロンチウム89で九三％となっています。経根汚染の場合は、洗剤洗いによる除去率はセシウム134で二一％と低く、水あく抜きでは六七％となっています。ただし、経根汚染でもストロンチウム89は水洗いで六八％、水あく抜きで五一％の除去率となっています。

【サラダ菜】

人工降雨汚染による場合のデータが載っています。水洗いで、セシウム134は六～五三％の除去率、ストロンチウム八五は五〇～七六％の除去率です。ストロンチウムは水に溶けやすいため、除去率も高いようです。

水洗い後に一五分間煮沸した場合は、セシウム134は九五％、ストロンチウム八五は八二～

九二％の除去率となっています。

【パセリ】

水洗いによって、ヨウ素131は一三％、セシウム134は三九％、セシウム137は四〇％の除去率となっています。パセリは葉が入り組んでいるため、取り除きにくいようです。

【トマト】

今回トマトはほとんど問題になっていませんが、実験的に表面を汚染させて、除去率が調べられています。ヨウ素131は水すすぎで五四～九五％、ボイルで五一～九二％、ストロンチウム90は水洗い後薄く切ることで二八・三％の除去率でした。

【セロリ】

実験的に表面を汚染させて、除去率が調べられています。ヨウ素131は、水すすぎで三二～五五％、ボイルで七二～八六％の除去率でした。

【カリフラワー】

実験的に表面を汚染させて、除去率が調べられています。ヨウ素131は、水すすぎで四八～八七％、ボイルで八五～九〇％の除去率でした。

【キュウリ】

ストロンチウム90は、水洗いすることで五〇～六〇％除去されます。一％の食塩水で洗った場合は、二〇～六〇％の除去率になっています。

【シュンギク】

ゆでることによって、セシウムやヨウ素は五〇～八〇％除去されます。

【たまねぎ】

皮を剥ぎ取って水で洗い、ボイルすることで、ストロンチウム９０の除去率は三七・一％でした。

【じゃがいも】

皮をむいて水洗いしてボイルすることで、ストロンチウム９０は二四・二％の除去率。皮をむくだけでもセシウム１３７の除去率は三六％でした。

以上、主な野菜類の放射性物質の除去率をみてきましたが、今回の事故で最初に汚染が見つかったホウレンソウの場合、水で洗うことによってかなり除去できることがわかります。同じ葉物類のコマツナやチンゲンサイなども、水洗いが有効と考えられます。

経根汚染、すなわち根から吸収された場合、当然ながら除去率は低くなりますが、それでもブロッコリーでは水洗いである程度除去できているので、まずよく洗うということが大切です。それから水にひたして置いたり、さらにゆでると、お湯に放射性物質が溶け出すので、いっそう除去できます。

果物からの取り除き方

次に果物についても見てみましょう。

【もも】

手で皮をむくことで、セシウム134の除去率は九七％と高くなっています。

【なし】

皮をむくこで、ストロンチウム89の除去率は二〇％です。洗剤を溶かした水で洗った場合の除去率は三〇％となっています。

【イチゴ】

水ですすぐことで、セシウム134は三六％除去でき、ストロンチウム89は三一％除去されるとなっています。

主な果物は以上ですが、皮をむくことである程度除去できることは間違いありません。したがって、まず水でよく洗った後に、皮をむいて食べるようにすることで、放射性物質の取り込みはある程度減らすことができるでしょう。

結局のところ、普段と同じような食べ方をすればよいということです。こうすることによって、残留している農薬も除去することができます。

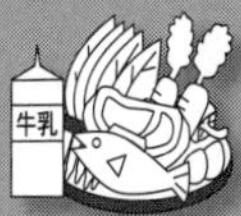

3

魚介類汚染の象徴となったコウナゴ、かくして海は汚染された

海に流れ込んだ放射性物質

チェルノブイリ原発は深刻な環境汚染をひきおこしましたが、それは内陸にありますから、海の汚染ということはほとんど問題になりませんでした。ところが、福島第1原発は海のすぐ近くにありますから、当然海洋汚染が心配されました。大気中に出た放射性物質が海面に降り注ぐ、あるいは原発敷地内に降り注いだ雨が放射性物質をともなって海に流れ込む、あるいは汚染された地下水が海に流れ込む――こうしたことによって海が汚染されることが考えられました。

さらにもう一つ大きな汚染経路がありました。それは、原子炉に注水された水が高濃度の放射性物質を含み、それが海に流れ込むというものです。福島第1原発では、電源供給の完全停止によって原子炉を冷やす水の循環システムが全く機能しなくなりました。そのため、消防ポンプ車や仮設ポンプによって大量の水を原子炉に注水することで、原子炉を何とか冷やし続けていました。「あの水はどこに行っているのだろう?」と疑問に思っていた人も多かったと思います。

実はその水は原子炉圧力容器からもれ出て、さらに原子炉格納容器からももれ出て、隣のタービン建屋内にたまり、一部は海に流れ込んでいたのです。その水は、当然大量の異常に高濃度の放射性物質を含んでいますから、海に大量の放射性物質が流れ込んでしまったのです。

そして、その大量の放射性物質は海の中に広がり、さらに海流に乗って広範囲な海水を汚染したのです。そのため、海に生息する魚介類が汚染されたのです。これは、福島第1原発事故によってもたらされた海のチェルノブイリと呼ばれる新たな驚異となったのです。

コウナゴからヨウ素とセシウムが

福島県と茨城県の沿岸は、豊かな漁場になっています。福島県南部の小名浜漁港には、周辺の漁場で捕れた魚が水揚げされていますし、茨城県の沿岸にも漁港がいくつもあり、さまざまな種類の魚が水揚げされています。とくに有名なのは、あんこう鍋やあん肝で知られるアンコウとコウナゴ(小女子)です。そのコウナゴから大量の放射性物質が検出されたのです。

コウナゴはイカナゴの別称で、体が小さく女の子のように可愛いのでこう呼ばれるようになったといわれています。水揚げしてすぐに塩茹でされ、天日で干してから出荷されます。またしよう油と砂糖で煮込んでつくだ煮にもされます。私も何度かつくだ煮を食べたことがありますが、しょう油と砂糖の味とマッチしていて、なかなか歯ごたえもあり、お酒の肴にピッタリという感じでした。

コウナゴの漁期は四～六月にかけてです。ちょうど福島第1原発事故と重なってしまったのです。おそらく福島や茨城の漁師たちは、「コウナゴから放射能が見つかるのでは？」と心配していたのではないかと思います。そして、その心配は現実のものになってしまったのです。

前にも書いたように、二〇一一年四月一日に茨城県北茨城市沖で捕れたコウナゴから、一kg当たり四〇八〇ベクレルの放射性ヨウ素が検出されたのです。さらに同市沖で四月四日に捕れたコウナゴからは一kg当たり五二六ベクレルの放射性セシウムが検出されました。ちなみに放射性セシウムについては、「肉・卵・魚・その他」に関する暫定規制値が一kg当たり五〇〇ベクレルとなっているので、それを超えていることになります。

慌てて規制値を設定

放射能汚染に関する専門家の間では、放射性ヨウ素は半減期が八日間と短く、海流などによって拡散されるので、魚には蓄積されないと考えられていました。そのため、魚についての暫定規制値が設定されていなかったのです。しかし、そうした専門家の知見を現実はあっさりと超えてしまいました。またもや専門家の想定外のことが起こってしまったのです。

この新たな想定外の事実に慌てた日本政府は、急遽魚に対する放射性ヨウ素の暫定規制を決めることになりました。しかし、その決め方は安易なものでした。前述のように野菜の暫定規制値をそのまま魚介類にも適用したのです。

四月五日、菅内閣は魚介類についての放射性ヨウ素の暫定規制値を、野菜と同じ一kg当たり二〇〇〇ベクレルと定めました。そして、北茨城沖で捕れたコウナゴに対して、この規制値を超えたとして、原子力災害特別措置法に基づいて、コウナゴの出荷停止を茨城県に指示したのでした。

水産庁によると、イカナゴは全国各地で捕獲されていて、二〇〇八年の統計では茨城県は全国の七％を占めています。イカナゴは海面近くを泳ぐ習性のある魚で、そのため海面近くを漂う放射性物質に汚染されたと考えられます。

信用できない規制値

その後も、福島県沖、茨城県沖、さらに千葉県沖で捕れた魚からも放射性物質が検出されました。厚生労働省は四月九日、福島県いわき市沖で捕れたコウナゴから一kg当たり五七〇ベクレルの放射性セシウムが検出された発表しました。このコウナゴは、四月七日に同市の沿岸から一キロメートル、深さ一〇メートルで採取したものだといいます。福島第1原発からは約三五キロメートルの地点です。

また、福島県いわき市の久ノ浜沖で四月一八日に捕れたコウナゴからは、暫定規制値の約二九倍に相当する一kg当たり一万四四〇〇ベクレルの放射性セシウムが検出されました。福島第1原発から約三〇キロメートル離れた地点で検査のために捕られたものだといいます。

それにしても放射性ヨウ素について、ただ単に野菜の暫定規制値を魚介類にも適用するというのは納得できません。厚生労働省によると、「原子力安全委員会の助言を踏まえ」と言うことなのですが、どんな助言があったのかは詳しくは分かりませんが、おそらく放射性セシウムについては魚介類に対する暫定規制値が野菜と同じなので、放射性ヨウ素についても同様な措置を取ったのでしょう。

しかし、魚介類が加わって四カテゴリーになったのですから、食品を四群に分けて、それぞれの食品群ごとにきちんと計算して規制値を決めるべきです。どうも政府の対応が場当たり的なものなので、「本当にこれで安全性を確保できるのか?」という疑問を抱かずにはいられないのです。

注水された水が魚を汚染

コウナゴはどうして放射性ヨウ素と放射性セシウムに汚染されたのでしょうか? 汚染の最大の原因は、福島第1原発の1号機、2号機、3号機に冷却のために大量に注水された海水、および真水でした。

「注入された水はどこに行ったんだろう?」と疑問に思っていた人は多いと思います。一部は蒸発したと考えられますが、相当大量の水が注入されているわけですから、それらがすべて蒸発するということはありえません。「東電がうまく処理しているのだろうか？」と淡い期待もあったのですが、それはまったく勝手な期待でした。何の処理も行なわれなかったのです。ただ単に外部に垂れ流されていたのです。

つまり、その水は原子炉圧力容器から漏れ出し、さらに原子炉格納容器からも漏れ出し、そして1号機では原子炉建屋の地下にある部屋に溜まり、2号機では原子炉建屋の隣のタービン建屋の地下に大量に溜まっていたのです。

その水は高濃度の放射性物質によって汚染されていました。原子力・安全保安院が三月二七日に発表したところによると、溜まった水の表面からは毎時一〇〇〇ミリシーベルト以上を計測しました。そこに一五分もいれば、災害時の作業員の年間被曝限度線量を超えてしまいます。四時間以上いれば五〇％の人が死にます。明らかに人体に悪影響が表れる強い放射線量です。

その高濃度汚染水は、海の方に配管を通すトレンチ（坑道）に流れ込んで溢れるような状態になっていることが分かりました。さらに、四月二日にそのトレンチとつながる電源ケーブルを補修する作業用の四角い穴（ピット）に亀裂が入って、そこから直接海に流れ出していることが分かりました。

海に流れ出た高濃度汚染水

この高濃度汚染水の海への流出がいつから起こっていたのかは分かりませんが、2号機の原子炉には四月二日までに九三〇〇トンもの注水が行なわれており、そのほとんどはタービン建屋の地下とトレンチに溜まり、そして一部が海に流れ出ていたことは間違いありません。

4号機は定期検査中で原子炉は停止していましたが、原子炉建屋の上部に位置する核燃料貯蔵プールに大量の核燃料棒が冷やされていて、それも電源供給がストップしたため冷却システムがストップし、まだ熱を持っていた核燃料棒の温度が上昇し、4号機は爆発と火災を起こしました。

そのため、特殊な消防車や建設会社の進言で借りた高所の建設現場にピンポイントでセメントを流し込む特殊な車（通称キリン）によって、核燃料貯蔵プールに注水が行なわれ続けていました。また、3号機では原子炉へ注水が行なわれ、さらに核燃料貯蔵プールにも注水が行なわれていました。それらの水が、海に流れ出たことも考えられます。

東電では、前のピットから海に流れ出ている高濃度汚染水を何とかストップさせようと、作業を進めました。最初はトレンチからどのようなルートでピットに汚染水が到達しているのか分からず試行錯誤が続きましたが、四月五日に地上からピットの下にある砂利の層まで穴を開けて、砂利をガラス状に固める化学物質を注入することを開始して、約一万二〇〇〇リットルを注入したところ、六日の朝に高濃度汚染水の海への流出が止まりました。

トレンチから砂利層を伝わってピットに流れていた汚染水は、砂利層が化学物質で固められたため、伝わることができなくなって止まったと考えられます。これで少しほっとしたのですが、実はさらに海の放射能汚染は続くことになります。

汚染水を海に流すという暴挙

冷却システムの機能停止から、とにかく核燃料を冷やすために水を注水し続けたために、その水が原子炉圧力容器や原子炉格納容器からあふれ出し、原子炉建屋の地下、タービン建屋の地下、トレンチなどに大量に溜まっていました。それらは放射能に高濃度に汚染されたもので、四月二日の時点で1～3号機を合わせて約二万四〇〇〇トンにも達していました。

そして、注水が続けばそれらの汚染水はさらに増えることになり、トレンチから溢れ出して、あるいは再び亀裂から海に流出することになり、さらなる環境汚染を引き起こすことになります。そうなれば、さらに魚介類が汚染され、漁業関係者から強い非難を浴びることになり、損害賠償をもしなければならなくなります。

東電では、それはなんとしても食い止めたかったようです。そこで非常手段、いわば禁じ手を使うことになりました。高濃度汚染水を貯蔵する場所を獲得するために、そこに溜まっていた低濃度汚染水をあえて海に放流しようというのです。そして放流は、四月四日夜から開始されました。この放流決定を発表する際、東電・福島営業所の広報担当者が、涙ながらに発表していたことから、ギリギリの選択であったことがうかがえます。

福島第1原発は海に面するような形で1号機から4号機が並び、その隣には集中廃棄物処理施設という建物があります。その施設には三万トンの水を溜めることができます。そこで、1～3

号機のタービン建屋やトレンチなどに溜まった高濃度汚染水をパイプで集中廃棄物処理施設に送って、そこに保管しようという計画が立てられました。

しかし、問題なのはその施設にはすでに一万トンほどの放射性汚染水が溜まっていることでした。ただし、その汚染水は津波で溜まったと見られる低濃度の汚染水であったため、それをあえて海に放流していったん空にして、そこに高濃度汚染水を移送しようとしたのです。

専門家も予測外の汚染

しかしいくら低濃度とはいえ、放射能で汚染された水を海に放流するのですから、常識的には考えられないことです。それでも東電は、それを決行しました。周辺の漁業関係者には一言も相談することなしに。また、韓国や中国など周辺諸国にも一切告げることなしに、その禁じ手的放流は行なわれました。そのため、あとになって漁業関係者から厳しい非難を受けることになり、韓国や中国の政府からも抗議を受けることになりました。

こうして原発周辺の海は放射能で汚染されていったのです。専門家たちは、海に放射性物質が流れ出ても拡散されるので、魚介類に対する汚染はそれほど起こらないだろうという予測をしていました。とくに放射性ヨウ素は半減期が短いため、汚染を起こすことはないだろうと考えられていました。

しかし、そうした専門家たちの予測はことごとく否定されました。福島第1原発から海に流れ出た放射性ヨウ素は海岸沿いを南下して、茨城県沖に到達し、そしてコウナゴなどの魚に蓄積されていったのです。

2号機のトレンチに溜まった高濃度汚染水の海への流出は、砂利をガラス状に固める化学物質の注入によって、四月五日に止まりましたが、それ以外からも放射性物質は海に流出し続けていたようです。茨城県は四月二九日、北茨城市沖で二八日に捕れたコウナゴから一kgあたり一一二九ベクレルの放射性セシウムを検出したと発表しました。

四月四日に同市沖で捕れたコウナゴから検出された放射性セシウムは同五二六ベクレルでしたから、それの約二倍です。同県によると、同市沖のコウナゴは、四月一二および一四日に行なった検査では基準値を下回っていました。つまり、海水中を放射性セシウムは漂い続けているということなのです。

この時点で、茨城県沖のコウナゴ漁は自粛されていましたが、県はその後も漁協を通じて自粛要請を継続したため、漁が行なわれることはなかったようです。

海への放射性物質の流出によって、コウナゴ以外にも多くの魚が汚染されてしまいました。表3―1は、四～六月の魚介類の汚染状況をまとめたものです。すべて暫定規制値（放射性セシウムが一kg当たり五〇〇ベクレル、放射性ヨウ素の同じく二〇〇〇ベクレル）を超えた魚介および海藻です。規制値を超えないながらも放射性物質に汚染された魚介類は、もっともっと多いということです。

淡水魚も汚染された

魚の汚染は海ばかりではありませんでした。川に生息する淡水魚でも放射性物質による汚染が確認されています。大気中に放出された放射性セシウムが河川や湖沼に流れ込んで水を汚染し、そのためそこに生息する魚をも汚染したのです。

福島県と政府の原子力災害現地対策本部は二〇一一年五月二六日、夏井川（いわき市）のアユと阿武隈川本・支流（福島市）のヤマメ、同河川支流（同市）のウグイ、秋元湖（猪苗代町、北塩原村）のヤマメから、放射性セシウムが暫定規制値（一kgあたり五〇〇ベクレル）を超えて検出されたと発表しました。一kgあたり、アユが六二〇ベクレル、阿武隈川のヤマメが九九〇ベクレル、秋元湖のヤマメが六四〇ベクレル、ウグイが八〇〇ベクレルでした。

これを受けて、政府は六月六日、阿武隈川や秋元湖などのヤマメについて、出荷停止を福島県知事に指示しました。

表3―2は、放射性セシウムが検出された福島県内の川魚をまとめたものです。阿武隈川は、郡山市、二本松市、福島市を通って仙台湾に流れ込んでいる川です。この三市は、いずれも大気中の放射線量が高い地域です。福島第1原発から大気中に出た放射性物質がこれらの地域に流れて、河川を汚染したことがわかります。

小野川湖は、会津の磐梯山の北に位置する湖です。原発からかなり離れていますが、ここでも汚染が起こっていたのです。

魚介類の放射能を減らす方法

では、魚介類の放射性物質を除去することはできるのでしょうか？　前出の『食品の調理・加工による放射性核種の除去率』を参考に見ていくことにしましょう。それによると、「放射性核種は概して魚の内臓に集まるので、臓物を除くと大幅に放射能が減少する」といいます。これは有害化学物質についても当てはまることです。

また、「魚肉の放射性核種は、調理における水洗や煮沸によって減少することが知られている」といいます。では、魚種ごとに見ていきましょう。

【マグロ】

マグロの魚肉を水に浸してから出すと、放射性セシウムやカドミウムなどの放射性物質を五〇％除去できるとなっています。

【カワマス】

ボイルすることによって、放射性セシウム１３７の除去率は四八％となっています。

【ムール貝】

ムール貝は、日本名をムラサキイガイといって、日本の海にも生息しています。ボイルすることによって、セシウム１３７を二〇％除去するとなっています。

表3-1　基準を超す放射性物質が見つかった海産物・魚介類

（単位はベクレル／kg。基準値はセシウム＝500ベクレル／kg、ヨウ素＝2000ベクレル／kg。6月23日現在。汽水域を除く。水産庁の資料をもとに作製）

採取県（海域）	公表日		海産物の種類	放射性セシウム	ヨウ素131
茨城	4月	4日	コウナゴ		4080
		5	コウナゴ	526	
福島		9	コウナゴ	570	
茨城		12	コウナゴ		2300
福島		13	コウナゴ	12500	12000
		19	コウナゴ	14400	3900
		27	コウナゴ	2600	
			コウナゴ	3200	
茨城		29	コウナゴ	1129	
		30	コウナゴ	1374	
			コウナゴ	505	
福島	5月	5	コウナゴ	2900	
		13	シラス	560	
			シラス	850	
		19	シラス	640	
			ムラサキイガイ	650	
			ワカメ	1200	
		26	ヒジキ	1100	2200
			アラメ	970	
	6月	2	ホッキガイ	940	
			キタムラサキウニ	1280	
		9	シラス	630	
			ホッキガイ	610	
			キタムラサキウニ	680	
			アイナメ	780	
			エゾイソアイナメ	1150	
			アラメ	660	
			アラメ	940	
		16	イシガレイ	680	
			アイナメ	1780	
			エゾイソアイナメ	890	
			ホッキガイ	670	
		23	アイナメ	1780	

出典）『朝日新聞』2011年6月29日付

表3-2　基準値を超える放射性セシウムが検出された福島県内の川魚

（6月13日現在）

魚の種類	対象の川・湖	規制状況
ヤマメ	阿武隈川の本流・支流、秋元湖、檜原湖、小野川湖とこれらに流入する河川、長瀬川（酸川との合流点から上流）	捕獲と出荷の制限（6月6日付）
ウグイ	福島市内の阿武隈川本流と支流	捕獲の自粛（5月26日付）
アユ	真野川	7月1日の解禁前のため未規制
ワカサギ	檜原湖	11月1日の解禁前のため未規制

（すべての魚種で養殖魚は除く）

出典）『朝日新聞』2011年6月14日付

【エビ】

水で洗うことでストロンチウム９０を一〇～三〇％、食塩水（三％）では三〇～七〇％除去されるといいます。

以上ですが、「魚介類の放射能が心配だ」という人は、これらを参考にして、放射性物質を減らすようにこころがけて下さい。

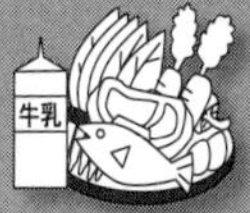

4

牛乳と牛肉からも放射能が

福島産の原乳から放射性物質が

一九八六年に発生したチェルノブイリ原発事故の際にもっとも問題になったのは、牛乳が放射性ヨウ素によって汚染され、それを飲んだ子どもたちの間に甲状腺がんが増えたことでした。原発から大気中に放出された放射性ヨウ素が土壌汚染を引き起こし、食物連鎖によって乳牛の乳が高濃度で汚染されていたのです。しかも、そのことが一般市民にはきちんと知らされなかったため、多くの子どもたちが汚染された牛乳を飲んでしまいました。それが、甲状腺がん増加の原因とされています。

福島第1原発の事故によっても、当然、牛乳が汚染されることが予想されました。そして、それは現実のものとなりました。福島県の原子力センター福島支所の緊急モニタリング調査で、川保町で三月一六日〜一八日に採取された原乳から、放射性ヨウ素131が、最高で一kg当たり一五一〇ベクレル検出されたのです。

牛乳・乳製品の放射性ヨウ素の暫定規制値は、一kg当たり三〇〇ベクレルですから、五倍以上検出されたことになります。牛の場合、毎日大量の牧草を食べるので、それに付着した放射性ヨウ素もたくさん体内に取り込まれることになり、一部が乳に移行したと考えられます。

前述のように厚生労働省は、福島県に牛乳の出荷自粛を要請し、さらに菅直人首相は三月二一日、出荷停止を指示しました。そのため、その後福島県産の牛乳は市場には出回らなくなりました。

茨城産の原乳も汚染

牛乳の汚染は茨城県にも拡がりました。同県環境放射線監視センターが、三月一九〜二一日に県内で採取された原乳を検査したところ、水戸市と河内町の放牧された牛の原乳から暫定規制値を超える放射性ヨウ素が検出されたのです。表4—1は、その結果です。

水戸市の場合、原乳一kg当たり放射性ヨウ素が一七〇〇ベクレルと規制値の五倍以上になっています。放射性セシウムは、同じく一五ベクレルと、規制値の二〇〇ベクレルを下回っていました。

河内町は、放射性ヨウ素が同じく九〇〇〜一七〇〇ベクレルと、やはり規制値をいずれも超えていました。放射性セシウムは、三八〜六八ベクレルと規制値を下回ってました。

放牧された牛が、牧草を食べることで、それに付着した放射性物質を体内に取り込み、それが乳に濃縮された形で蓄積したことがわかります。加えて、呼吸によって取り込んだ放射性物質も乳に集まっているのかもしれません。

一方、表4―1の上の表は茨城県内の牛舎内で飼育されていた牛の原乳を調べた結果です。いずれの市町でも、放射性ヨウ素もセシウムも規制値以下であり、放牧の牛の原乳の値を大きく下回っていることがわかります。

牛舎内の牛は、通常配合飼料で飼育されるため、牧草を食べることが少なく、乳の放射性物質も少ないと考えられます。

この検査結果を受けて、政府は三月二三日、原子力災害特別措置法に基づいて、茨城県産の原乳の出荷停止を指示しました。ただし、出荷停止の指示は四月一〇日に解除されました。その後、茨城県が県内の集乳施設など五カ所から採取した原乳の検査で、三回続けて検出されないか、規制値を大幅に下回ったからです。

牧草からも検出

福島県や茨城県の周辺の各県でも、程度の差こそあれ、牛の原乳が汚染されたことは間違いないでしょう。とくに放牧されて飼われている牛は、その度合いが高いと考えられます。

私の住む千葉県は、北海道、栃木県に次いで酪農が盛んな県ですが、牧草から暫定規制値を超える放射性物質が検出されました。千葉県は四月二八日、市原市の牧草から放射性セシウムが、一kg当たり一一一〇ベクレル、放射性ヨウ素が同じく二三〇ベクレル検出されたと発表しました。ちなみに、牧草暫定規制値は、放射性セシウムが一kg当たり三〇〇ベクレル、放射性ヨウ素が同七〇ベクレルです。

また、八街市の牧草からは、放射性セシウムが同じく三五〇ベクレル、放射性ヨウ素が同九〇ベクレル検出されました。そのため、県では牧草の使用を自粛するように要請しました。

同様なことは、群馬県でも起こりました。県は五月六日、前橋市、高崎市、館林市で採取した牧草から、暫定規制値を超える放射性セシウムが検出されたと発表しました。県畜産課では、四月二六日に県内六カ所で採取した牧草を外部の検査機関で調べたところ、一kg当たりの放射性セシウムが、前橋市で七五〇ベクレル、高崎市で五三〇ベクレル、館林市で四四〇ベクレルで、いずれも暫定規制値を上回っていました。

同時に放射性ヨウ素も調べられましたが、前橋市、高崎市、太田市、館林市で牧草一kg当たり二〇〜六〇ベクレルで、暫定規制値を超えてはいませんでした。

群馬県では、畜産農家に対して、福島第1原発事故後に刈り取った牧草を乳牛や肉牛に与えないように指導しています。しかし、それをすべての畜産・酪農農家が守っているのかは分からず、規制値を超える牧草を牛が食べている可能性は否定できません。

表4-1　茨城県内の牛舎内で飼育されていた牛の原乳を調べた結果

【牛舎内】

市町村	品目	放射性濃度（Bq/kg） 上段：放射性ヨウ素 下段：放射性セシウム
常陸太田市	原乳	77 3
常陸大宮市	原乳	75 6
水戸市	原乳	62 2
	原乳	41 4
笠間市	原乳	270 97
茨木市	原乳	35 4
稲敷市	原乳	55 3
	原乳	120 4
河内町	原乳	150 18
常総市	原乳	23 2

【放牧】

市町村	品目	放射性濃度（Bq/kg） 上段：放射性ヨウ素 下段：放射性セシウム
水戸市	原乳	**1700** 15
河内町	原乳	**1700** 64
	原乳	**900** 68
	原乳	**1000** 38
	原乳	**1300** 54

注：太字は基準値を超えたもの。

出典）茨城県のホームページ

なお、千葉県では、三月二四日に採取した牛乳（三サンプル）について、国立保健医療科学院で検査したところ、放射性ヨウ素が一kg当たり一〇・七～二八・五ベクレル、セシウムが同一・〇～一・九ベクレルだったと発表しました。

乳清にたまりやすい

牛乳の場合、放射性物質は乳脂肪の部分ではなく、ホエー（乳清）にたまるようです。前出の『食品の調理・加工による放射性核種の除去率』には、次のように書かれています。

「牛乳のストロンチウム、セシウム、ヨウ素の八〇パーセントは脱脂乳に移り、精製したバターへの移行は僅か一～四パーセントである。脱脂乳を酸処理して得たチーズ（酸処理）には二～六パーセントが移り、放射性核種の大部分はホエー（注、チーズとなる凝乳を分離した後の液状部分で乳清ともいう）に残る。［ただし、脱脂乳を酵素により凝固させて製したレンネットチーズについては異なった傾向があり、セシウムとヨウ素は二パーセント程度にすぎないものの、ストロンチウムは八〇パーセントが移行する］」。

つまり、セシウムやヨウ素、ストロンチウムは、乳清の部分にほとんど溶けていて、バターやチーズには移行しないということです。ただし、レンネットチーズだけは、ストロンチウムが高い割合で移行するということです。

そして、ホエーについて、「厄介なことには、このホエーは捨てられずに乳清飲料やパン・菓子等への添加物として食用に供される。万一の大規模な事故対策としては、ホエーの乳幼児食品への一時的な利用制限も被ばく低減に役立つかと考えられる」と指摘しています。

たしかに乳清は乳清たんぱくとして菓子類やサプリメントなどに使われているので、こうした点が問題になってくるのでしょう。

牛肉から放射性セシウムが

野菜や飲料水の汚染が一段落した頃に、新たな汚染が発見されました。牛肉が汚染されていたのです。東京都は七月八日、福島県南相馬市内の畜産農家が出荷した牛一頭から、暫定規制値（一キログラム当たり五〇〇ベクレル）の四・六倍にあたる一キログラム当たり二三〇〇ベクレルの放射性セシウムを検出したと発表しました。

東京都によると、この牛は八日に中央卸売市場・芝浦と場で食肉処理された後に、放射能検査をされたものだといいます。この畜産農家は緊急時避難準備区域内にあり、出荷される食肉については、現地で体表の放射能検査が行なわれていました。ところが、それをすり抜けて、市場に出回ってしまったのです。

この畜産農家からは、ほかに牛一〇頭が同時期に出荷されていて、それらすべてから暫定規制値を超す放射性セシウムが検出されました。ただし、これらの一〇頭は食肉処理後に加工施設内に保管されていたため、市場に流通することはありませんでした。

汚染の原因となったのは、えさとしてあたえた稲わらでした。福島第一原発から放出された放射性物質、とくにセシウム１３７が野外に置かれた稲わらに降り積もってしまったのです。そして、それを牛が食べたために、セシウム１３７が肉に蓄積されていたのです。稲わらからは、一キロ当たり七万五〇〇〇ベクレルの放射性セシウムが検出されました。稲わらの基準値は一キログラム当たり三〇〇ベクレルです。

この畜産農家からは汚染牛が発見される前に六頭が出荷されていて、東京都の調査では、東京食肉市場の仲卸業者を通じて、東京、神奈川、大阪、北海道など九都道府県に流通していたことが分かりました。すでに一部は消費されていました。

汚染は福島県各地と県外にも拡大

その後、福島県浅川町の畜産農家が出荷した牛肉からも、規制値を超える放射性セシウムが検出されたことが分かりました。そこでも、汚染された稲わらがえさとして使われていたのです。稲わらは、同県白河市の業者が原発事後の三月一五日〜二〇日頃に商品としてロール化し、販売したものでした。

その畜産農家からは四二頭の牛が出荷されていて、それらは東京都、千葉県、仙台市、横浜市の食肉処理場に運ばれ、ここで処理された食肉は、東京都、仙台市、横浜市の中央卸売市場食肉市場に運ばれて、全国のスーパーや精肉店などに販売されました。

さらに、福島県の郡山市、喜多方市、相馬市の畜産農家からも、汚染された稲わらを食べた牛が出荷されていて、その数は合計八四頭に上ることが明らかになりました。

こうした事態を受けて、政府は七月一九日、福島県全域の肉用牛の出荷停止を福島県知事に指示しました。しかし、牛肉汚染は福島県内にとどまりませんでした。新潟県と山形県も、放射性セシウムで汚染された宮城県産の稲わらを使用した畜産農家があり、それぞれ二四頭と七〇頭を出荷していたと発表しました。

また、岩手県、宮城県、栃木県は七月二二日、各県から出荷された肉牛五頭の肉から規制値を超える放射性セシウムが検出されたと、それぞれ発表しました。いずれも地元産の稲わらをえさとしてあたえられていたといいます。

秋田県も同日、宮城県産の稲わらをあたえて育てていた県内の農家二戸から出荷された九頭のうち、一頭の肉から規制値を超える放射性セシウムが検出されたと発表しました。

以上は、汚染が明らかになった主な牛および牛肉ですが、検査をすり抜けて流通してしまったものがほかにも数多くあると考えられます。結局、放射性セシウムで汚染された牛肉が全国に流通し、消費されてしまったのです。

汚染肉をなくすために

食肉に対する放射性セシウムの暫定規制値は一キログラム当たり五〇〇ベクレルです。この値を「超えた」「超えない」で大騒ぎになったわけですが、そもそもこの規制値自体がそれほど信頼できるものなのか、という疑問があります。

前にも書いたようにウクライナの肉類の規制値は、一キログラム当たり二〇〇ベクレルです。それに比べると、二・五倍も甘いことになります。もしウクライナの規制値を適用した場合、さらに多くの牛肉が流通をストップされることになるでしょう。そして、それが本来の姿なのかもしれないのです。したがって、「五〇〇ベクレル」を超えた、超えないで一喜一憂しても、あまり意味がないようにも思います。

重要なことは、牛に放射性物質を含むえさをできるだけあたえないようにすることです。そのためには、えさをきちんとチェックする体制が必要です。これは牛だけでなく、豚や鶏にも当てはまることです。こうして、極力家畜の肉や内臓が汚染されないようにすべきでしょう。

「消費者にできることはないの?」という人もいると思いますが、前出の『食品の調理・加工による放射性核種の除去率』によると、経口でセシウム134をあたえた雄子牛の場合、腰肉をローステイング(蒸し焼き)することで一八・七五%、上部もも肉を野菜とやわらかく煮ることで四二・六%除去できたといいます。

したがって、十分にボイルすることで半分近くは除去できると考えられます。肉を煮るということは普段から行なっていることなので、いつもより長めに煮るようにすればよいでしょう。ただし、煮汁は捨てるようにして下さい。

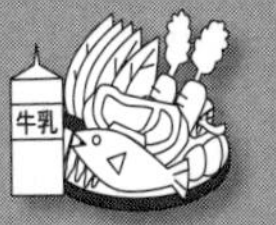

5 飲み水は安全か？

水道水から放射性ヨウ素が

人間の体は六〇～七〇％が水です。言うまでもなく人間は水がなかったら生きていくことができません。したがって、飲み水が放射能で汚染されるということはひじょうに忌々しき問題です。しかし、それが実際に起こってしまったのです。

原発から放出された放射性物質は、雨とともに河川や湖沼に流れ込み、それを水源とする水道水を汚染しました。東京都は三月二三日、江戸川を水源とする金町浄水場（東京都葛飾区）の水道水から、乳幼児の暫定規制値（一kg当たり一〇〇ベクレル）を超える一kg当たり二一〇ベクレルの放射性ヨウ素が検出されたとして、乳幼児に飲ませないようにという指示を出しました。そのため、ミネラルウォーターを買い求める人が急増して、コンビニやスーパーなどからはミネラルウォーターが一時的に姿を消しました。

飲料水の暫定規制値は一kg当たり三〇〇ベクレルですが、「一〇〇ベクレル／kgを超えるものは、乳児用調製粉乳および直接飲用に供する乳に使用しない」という注意書きがあります。したがって、乳児の場合は一kg当たり一〇〇ベクレルという規制値になります。そこで、東京都はこうした指示を出したのです。

その後、千葉県や茨城県などでも水道水から乳児の暫定規制値を超える放射性ヨウ素が検出されて、同様な指示が出されました。

極めて忌々しき問題

水道水から放射性物質が検出されるというのは極めて深刻な問題です。飲み水に放射性物質が混じること自体とても問題ですが、さらに野菜を洗うことが困難になるからです。野菜に付着した放射性物質は水で洗うことである程度取り除くことができますが、水道水が汚染されていたのではそれができなくなってしまうのです。

水道水の水源は、河川や湖沼の水、それと地下水です。それらの水を浄水場に引き込んで、ろ過や消毒を行なってポンプで各家庭に送っています。したがって、放射性物質が河川や湖沼に降下すれば、それらの水が汚染されて水道水にも混じってしまうことになるのはしごく当然です。

とくに雨が降った場合、大気中を漂っている放射性物質が雨とともに降下してきて河川や湖沼に流れ込み、それらを水源とする浄水場の水が汚染されることになります。東京都や千葉県、茨城県などではそれが実際に起こったのです。

「浄水場で放射性物質は取り除けないの？」という人もいると思いますが、残念ながら十分にはできません。放射性ヨウ素は元素（原子）であり、極めて小さな粒子であるため、ろ過処理を通り抜けてしまうからです。そのため、どうしても水道水に混じってしまうのです。

高度処理をすり抜けた放射性物質

全国には数多くの浄水場がありますが、水道水の基本的な作り方はだいたい同じです。最初に乳幼児の暫定規制値を超える放射性ヨウ素が検出された金町浄水場では、水道水が次のようにして作られています。

(1)　江戸川から取水

複数の取水塔より江戸川の水を取水。

(2)　高速凝集沈殿

取水した水に凝集剤を注入して、濁り物質を沈みやすいようにして、澄んだ上水を分離します。

(3)　高度浄水処理

オゾン接触池でオゾンによって有害物質を分解し、さらに活性炭吸着池において汚濁物質を除去します。

(4)　急速ろ過

砂層でろ過して、残留物質を取り除きます。

(5)　消毒

塩素によって水を消毒し、排水池に水を溜めた後、需要に応じてポンプで水道水として各家庭に送水します。

以上ですが、意外と簡単なものであることが分かると思います。基本は砂層によるろ過によって不純物質を取り除き、塩素で雑菌を消毒するというものです。なお、(3)の高度浄水処理は、金町浄水場など一部の浄水場で行なわれているものです。地方の浄水場ではふつうこの処理は行なわれていません。

江戸川は利根川から分岐した下流の河川で、住宅地や工場からの排水が流れ込むため汚染がひどく、とくに夏場は微生物が繁殖して、以前は金町浄水場の水が供給されている地域の人から、「水道水がカビ臭い」という苦情がよく寄せられていました。そこで、カビ臭を無くそうということで、オゾンと活性炭による高度処理が導入されたのです。その後は「カビくさい」という苦情は減ったといいます。

しかし、放射性ヨウ素はオゾンや活性炭の処理によっても除去することはできなかったわけです。多少、活性炭に吸着されたことも考えられますが、十分ではなかったため水道水に規制値を超えて混じってしまったのです。

各地で実施された摂取制限

東京都や千葉県、茨城県などの水道局は、暫定規制値を信用して、浄水場の水道水が一kg当たり三〇〇ベクレル以下であれば「安全」、また乳幼児用についても同一〇〇ベクレル以下であれば「安全」という判断を下しています。しかし、その値自体が十分検討されたうえで決められた信頼できるものなのか、疑問を感じざるを得ません。

ともあれ政府はこの暫定規制値しか示していませんから、各自治体はこれを参考にして、水道水が安全か安全でないかを判断するしかなかったようです。そのため、各自治体では、浄水場の水道水が一kg当たり一〇〇ベクレルを超えた場合、乳児に飲ませるのは不適という指示を市民に行ない、代わりの水を給水車で供給したり、ペットボトル入りの水を配給したりしました。

そして、一〇〇ベクレル以下になった場合は、摂取制限の解除を行ないました。表5—1は、乳児に対する摂取制限が行なわれた自治体とその解除をまとめたものです。最初に摂取制限が行なわれたのは、福島県の飯舘村で三月二一日のことです。

飯舘村は、1号機や3号機が水素爆発を起こした時に、ちょうど風向きが村の方に向いていたようで放射性物質が大量に降下して、土壌や河川が汚染されました。そして、水道水も汚染されたのです。

その後、福島県の郡山市、川俣町、田村市、南相馬市、伊達市において、三月二二日に摂取制限が行なわれ、いわき市が二三日に行なわれました。茨城県でも、常陸太田市や東海村が二三日に摂取制限され、日立市、北茨城市、笠間市が二四日に行なわれています。

さらに二三日には、前述のように東京都で金町浄水場から水道水を供給されている二三区と五市が摂取制限をされたのです。千葉県でも、松戸市など一一市や千葉市など九市一町などで制限が行なわれました。私の家もその対象になり、緊急避難所となっている近くの小学校に給水車が来て、必要な人には水を供給していました。

ただし、東京都や千葉県で水道水が乳児の暫定規制値を超えたのは、前日に雨が降って、その影響で水源となっている河川や湖沼に放射性ヨウ素が流れこんだためで、その二〜三日後には規制値以下となりました。そのため、摂取制限は解除されました。

厚労省の水道水安全宣言

厚生労働省の検討会は二〇一一年六月一三日、水道水と放射性物質との関連について、再び原発から大気中への大量の放射性物質の放出がない限り、各地の水道水に安全性の問題が生じる恐れは少ないという中間報告書を取りまとめました。

この報告書によると、三月に各地の水道水から暫定規制値を超える数値が検出されていた放射性ヨウ素は、四月以降はほぼすべての検出地点で検出されていないといいます。そのため、放射性ヨウ素の半減期は八日間と短いこともあるので、今後は福島第1原発の事故の状況に変化が生じない限り、再び摂取制限などを行なう可能性は低いとのことです。

また、水道水から放射性セシウムがほとんど検出されていないことについては、それが土壌に吸着されやすく、さらに浄水場の浄化処理によって、濁り成分などとともに除去されているためと推測しています。これは、浄水場の汚泥から放射性セシウムが検出されていることからも裏付けられているようです。しかし、この汚泥をどうするかが問題になっています。

また報告書では、水道水の放射性物質の低減対策として、次の二つの方法をあげています。

(1) 放射性ヨウ素については、濃度上昇が見られた場合に限定して、活性炭投入などを行なう。

(2) 放射性セシウムについては、浄水施設での凝集

表5-1　乳児の摂取制限　自治体の動き

都県	水道事業者・対象自治体	最初の制限日	最後の解除日
福島	飯舘村	21日	4月1日
	郡山市、川俣町	22日	25日
	田村市	22日	28日
	南相馬市	22日	30日
	伊達市	22日	4月1日
	いわき市	23日	31日
茨城	常陸太田市、東海村	23日	26日
	日立市	24日	26日
	北茨城市、笠間市	24日	27日
	古河市	25日	25日
	取手市	25日	26日
千葉	松戸市など11市	23日	25日
	流山市など7市	23日	26日
	千葉市など9市1町	26日	27日
東京	23区5市	23日	24日
栃木	宇都宮市	25日	25日
	野木町	25日	26日

※月のない日付はすべて3月。飯舘村は乳児の摂取を控える呼びかけは継続。千葉県の対象市は一部重複。

出典）『朝日新聞』2011年4月2日付

沈殿やろ過などにより、濁質（濁りの成分）とともに除去が可能なため、濁度の管理の徹底に努める。

ただし、今後は梅雨や台風などによって、土壌中の放射性セシウムが河川に流出して、浄水場に入り込む可能性があるため、数カ月に渡って定期的なモニタリングが必要としています。

浄水器で放射性物質は除去できるのか？

とはいっても、「やはり心配だ」「できるだけ放射能は取り込みたくない」という人もいるでしょう。そこで、注目されているのが、家庭用浄水器です。

現在、いろいろな浄水器が販売されています。それは主に残留塩素やトリハロメタンなどの化学物質を除去するためのものです。通常活性炭と中空糸膜を組み合わせた構造になっています。中空糸膜とは、超微細孔を持つポリエチレンやポリプロピレンをストロー状にしたものです。中空部分に水を通すと、細菌などは超微細孔を通過できず、水だけが通過することで濾過されるのです。活性炭で臭い成分やトリハロメタンなどを取り除き、中空糸膜で細菌を取り除きます。しかし、放射性ヨウ素やセシウムは原子であり、化学物質に比べて小さいので、なかなか除去するのは難しいようです。

そこで、最近とくに注目されているのが、ＲＯ（逆浸透膜）浄水器です。その名の通り、逆浸透膜によって水をきれいにする浄水器です。放射線医学総合研究所の実験では、放射性ヨウ素について、逆浸透膜の除去率の高さは認められているといいます（『アエラ』二〇一一年六月二〇日号）。

もともと逆浸透膜は、海水を真水にするために開発されたもので、半透膜の原理を応用したものです。半透膜で仕切った容器に、片側に真水をもう片側に食塩水を入れると、浸透圧によって真水が半透膜を通って食塩水の方に移行します。この際に、食塩水に圧力をかけると、逆に食塩水から水だけが、真水側に移行します。これを逆浸透現象といい、それを起こす膜を「逆浸透膜」というのです。

逆浸透膜は、水の分子だけを通すので、海水から塩などの成分を取り除いて真水にすることができるのです。泥水などとても飲めそうにない水でも、逆浸透膜を通すと飲むことのできる真水になります。そのため、「放射性物質も取り除けるのでは？」と期待が持たれて、前述のように放射線医学総合研究所やメーカーなどが調査をしたところ、効果が認められたと言うのです。

ただし、日本ではＲＯ浄水器はそれほど普及していません。これを扱っているのは、韓国の生活家電メーカーの「コーウェイ」などで、そこの製品は一台が六万三〇〇〇円と、通常の浄水器に比べて何倍もします。

また、ＲＯ浄水器で水道水をろ過するのには時間がかかります。コーウェイ製では、三・五リットルの水を四つのフィルターを通してろ過するのに四〇分もかかるといいます。しかも、純粋な飲み水として残るのは三分の一とのこと。これだけのお金と手間をかけて、水道水に微量含まれている放射性物質を取り除く必要があるのか？　その判断は消費者自らが行なわなければならないようです。

外国産ミネラルウォーターは安全か？

「水道水は心配なので、ミネラルウォーターを買って飲んでいる」という人もいると思います。でも中には、「地下水を使っているらしいけど、安心できるの？」と思っている人もいるかもしれませんね。

現在、日本で市販されているミネラルウォーターは、外国産と国内産に大別されます。外国産は、「ボルヴィック」「エビアン」「ヴィッテル」「クリスタルガイザー」などです。このうち前の三製品は、フランス産のナチュラルミネラルウォーターです。

これら三製品で特徴的なのは、加熱殺菌もろ過もしていないことです。すなわち、湧き水や地下水を何の手も加えず、ボトリングしています。水に含まれるミネラルや酸素、炭酸ガスの組成の変化を防ぎ、自然のままの水を届けようという意図からです。

「細菌や有害物質が混じることはないの？」と不安になる人もいると思いますが、ＥＵ（欧州連合）には、ナチュラルミネラルウォーターについて、次のような厳しい条件があります。

①水源があらゆる汚染から完全に隔離、保護された地下水である、②ミネラル成分や採水時の温度が一定である、③採水地で直接ボトリングされている、④殺菌処理など一切の加工を加えず

自然のままである、⑤健康によいと認められている、以上です。

これらの条件を守っていれば、地下水をそのままボトリングしても、問題がないことになっていて、実際にそうしています。そして、それらが日本にも輸入され、ミネラルウォーターとして売られているのです。

「殺菌してないのに、水が腐ることはないの？」と心配になる人もいると思います。日本の地下水を汲み置きしておくと、たいてい腐敗して飲めなくなってしまいます。これは、有機物が多いためで、それが細菌によって分解されるので腐敗してしまうのです。

ところが、フランスのナチュラルミネラルウォーターは有機物をほとんど含んでいないようで、長期間置いておいても腐るということがないのです。

なお、「クリスタルガイザー」はアメリカ産の水で、こちらは除菌や殺菌が行なわれています。この点がフランス産のナチュラルミネラルウォーターとは違う点です。

いずれにせよ、放射性物質の汚染の心配はないでしょう。福島第1原発から漏れ出た放射性物質がごく微量アメリカでも検出されましたが、地下水を汚染する可能性は極めて低いと思います。

国内産ミネラルウォーターはどうか？

では、国内産のミネラルウォーターはどうなのでしょうか？「サントリー天然水　南アルプス」や「い・ろ・は・す」などがポピュラーですが、これらは地下水をポンプでくみ上げて、加熱殺菌してからボトリングしています。やはり日本の地下水には有機物が多いため、加熱殺菌しないと安全性を十分に保てないようです。

「サントリー天然水　南アルプス」の場合、採水地は山梨県北杜市白州町という所で、甲斐駒ケ岳の麓に位置します。そこの地下水をポンプでくみ上げて、加熱殺菌後、ペットボトルに充填しています。福島第1原発からだいぶ離れたところですし、放射性セシウムは地表から一五センチの深さのところまでに九九％以上とどまると言うことなので、地下水が汚染される心配はないでしょう。放射性ヨウ素は半減期が八日間と短いので、これも心配はいらないでしょう。

一方、「い・ろ・は・す」の場合、採水地は富士山麓の静岡県駿東郡小山町です。そこの地下水をやはりポンプでくみ上げて加熱殺菌してボトリングしています。このほか、山梨県北杜市白州町、北海道札幌市清田区、宮崎県えびの市など全国に七カ所の採水地があります。いずれも福島第1原発から離れていますので、地下水が放射性物質で汚染されるということはないでしょう。

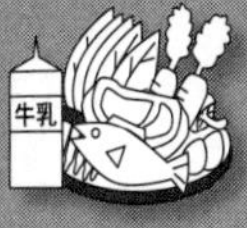

6

空気を吸うことで受ける内部被曝

呼吸で被曝

人間が生命を維持する上で最も大切なのは空気です。五分ほど空気を吸わなければ人間は死んでしまいます。その空気が放射性物質に汚染され、私たちは呼吸とともに放射性物質を体内に取り込むということになってしまいました。

1号機と3号機の水素爆発によって大量の放射性ヨウ素やセシウムが大気中に放出され、それは拡散して空気中を漂うことになりました。そして、それらは地表に降下してきています。各地域では、毎日大気中の放射線量を測定して公開しています。大地震から半月が経過した三月二六日午前の測定データは、一時間当たり東京都新宿が〇・一二四マイクロシーベルト、千葉県市原が〇・〇八八マイクロシーベルト、埼玉県さいたまが〇・一〇三マイクロシーベルト、神奈川県横浜が〇・〇五八マイクロシーベルトとなっています。

原発のある福島県内を見てみると、郡山三・一九マイクロシーベルト、福島三・八三マイクロシーベルト、白河一・〇〇マイクロシーベルト、いわき一・一八マイクロシーベルトです。原発に近いいわきよりも、郡山や福島などの値が高いのは、爆発が起こった際の風向きや天候、地形が影響していると考えられます。郡山や福島は盆地のため、空気が滞留して放射性物質がたくさん降下したのでしょう。放射性セシウムの半減期は三〇年と長いため、地面に降り積もって放射線を出し続けることになります。

自然から浴びる放射線

前にも書いたように私たちは自然界から常に放射線を浴びています。それを自然放射線といいます。自然放射線は、空気や土壌、食物などに微量に含まれる自然放射性物質や宇宙から受けるもので、世界平均で一人あたり年間二・四ミリシーベルトです。ただし、これはあくまで世界平均であって、国や地域によって変わってきます。考え方として、自然放射線は避けようがないものなので、「この程度の放射線を浴びるのは仕方ないか」という見方もできます。

自然放射線も人工放射線も、主なものはアルファ線、ベータ線、ガンマ線、中性子線です。アルファ線はヘリウムの原子核（陽子二個と中性子二個）で、透過力が弱く、紙を通過できません。プルトニウム239から出るのはアルファ線です。プルトニウム239を吸い込むと肺に付着してアルファ線を出します。アルファ線は透過力が弱いため組織にとどまり、また、電離作用が強いので、細胞や遺伝子に障害をもたらします。

ベータ線は電子の流れで、紙を透過することはできますが、アルミニウムなどの薄い金属板は透過できません。人体では一㎝程度で止まるので、外部被曝では皮膚を含めた表面に対する影響が問題となります。ただし、人工放射性物質が口や鼻から入った場合は内部被曝を起こすことになり、影響が大きくなると考えられます。

ガンマ線は光子（波長の短い電磁波）で、紙や薄い金属板を透過します。そのため人体深部まで透過して、細胞や遺伝子に影響を与えることになります。

中性子線は、中性子（原子核を構成する要素の一つで、電荷を持たない）の流れで、透過力が高く、薄い金属板はもちろん、鉛や厚い鉄板も透過します。

日本の場合、自然放射線の値は都道府県によってかなり違いがあって、平常時の上限を見ると、一時間あたり東京都新宿〇・〇七九マイクロシーベルト、千葉県市原〇・〇四四マイクロシーベルト、埼玉県さいたま〇・〇六マイクロシーベルト、神奈川県茅ヶ崎〇・〇六九マイクロシーベルトとなっています。したがって、これらの数値を下回れば、原発事故の影響はほとんどなくなったという見方ができます。ただし、問題なのは空気とともに吸い込んだ放射性物質は内部被曝を起こすという点です。

被曝には、広島・長崎の原爆における強い熱線によるヤケドなどを起こす被爆、それから外部被曝と内部被曝があります。外部被曝とは、放射線を体の外から浴びることです。宇宙からは微量の放射線が地球に飛んできていて、私たちはそれを毎日浴びていますが、これが外部被曝です。

一方、内部被曝は放射性物質が体内に入り込み、それから放射線が出て受ける被曝のことです。放射性物質が体内にとどまって放射線を出し続けている限り、細胞は放射線の影響を受け続けることになります。

高まるがんのリスク

チェルノブイリ原発事故の際に一般市民で問題になったのは内部被曝です。放射性ヨウ素を含んだ牛乳などを飲んだ人々の甲状腺にそれが蓄積して、放射線を出し続けたのです。その結果、甲状腺がんになる子どもが明らかに増加したのです。

今回の事故でも、おそらく何千万人という人が放射性物質によって内部被曝を受けたと考えられます。千葉県に住んでいる私もその一人です。大気中に放出された放射性物質が周辺に拡散し、次第に降下して、呼吸とともに人々の肺の中に入っていったからです。また、野菜や飲料水などに含まれる放射性物質も体内に取り込まれたからです。

呼吸によって肺の中に入り込んだ放射性ヨウ素やセシウムは、いずれも元素であり、小さな粒子なので肺胞から血液中に入って全身にめぐったと考えられます。また、食物や飲料水とともに口から入ってきたそれらは腸から吸収されて、やはり全身に回ったと考えられます。そして、放射性ヨウ素は主に甲状腺に溜まり、セシウムは全身にほぼ均等に分布することになります。

その結果、私たちの体はどのような影響を受けるのでしょうか？　当然ながら放射性物質が体内に存在していて、それが放射線を出し続ける限り、各臓器や組織の細胞はその影響を受け続けることになります。

これによってどのくらいの健康被害をうけることになるのでしょうか？　もっとも気になるのはがんになる確率がどの程度高まるのかという点でしょう。

ＩＣＲＰ（国際放射線防護委員会）では、人間ががんになるリスクは通常三〇％で、放射線を一〇〇ミリシーベルト浴びるとそのリスクが三〇・五％になるとしています。つまり、一〇〇ミリシーベルトの被曝でがん（致死性）になる確率が〇・五％上昇するというのです。二〇〇ミリシーベルトでは一％上昇ということになります。

しかし、これをそのまま鵜呑みにしていいものなのか、疑問を感じないわけにはいきません。まず一〇〇ミリシーベルトでがんになる割合が〇・五％高まるというのは、あくまで平均的な見方です。

人間の体というものは個人差が大きく、わずかな化学物質を吸い込んだだけでも、頭痛やめまい、胸痛などの化学物質過敏症を起こす人もいれば、まったく症状の現われない人もいます。したがって、放射性物質に対しても微量で細胞に影響が出る人とそうでない人がいると考えられます。敏感な人の場合、一〇〇ミリシーベルトよりも少ない被曝量で、がんになる確率がもっとアップするかもしれません。

また、前に書いたように放射線にはこれ以下なら安全という「閾値」がないことも併せて考えなければなりません。これは、一個の細胞でも放射線によってがん化すれば、それが引き金となってがんが発生することがあるからです。したがって、「放射線の量が少なければ安全」とはいえないことになるのです。

千葉県松戸市で高い放射線を測定

文部科学省では東日本大震災以来、各都道府県に委託して放射線を測定している「モニタリングポスト」のデータを毎日、公表しています。そのデータはもちろんホームページでも見られますが、新聞にも載っているので、その数値を見て大気中の放射線量がどの程度なのか知ることができます。

私が住んでいる千葉県では、市原市の千葉県環境研究センターにモニタリングポストがあって、そこの計測地が毎日発表されています。私はそれを見ながら、「今日は少し下がった」「今日は、なぜか昨日より少し高くなった」などと思っているわけです。おそらくほかの都県に住む人たちもそうだと思います。ちなみに東京都は新宿に、神奈川県は川崎と横浜に、埼玉県はさいたま市にモニタリングポストがあります。

その数値を見る限りでは、それほど問題のある数値にはなっていません。たとえば、五月二五日の市原市の放射線量は、毎時〇・〇四五マイクロシーベルトです。平常時の最大値が毎時〇・〇四四マイクロシーベルトですから、それとほぼ同じなので、「これならそれほど心配することはないかな」とふつうは思います。

ところが、同じ県内でも放射線の量は各地域によってかなりバラツキがあるのです。千葉県の松戸市では、「放射線が心配なので、調べて欲しい」という住民が多く、その声に応えて、市独自に放射線量の測定を開始しました。そうしたところ、市原の測定値とはかけ離れた数値が出たのです。

同市では五月二五日、市内の六つの公園で放射線測定を行ないました。その結果、最高で毎時〇・五七八マイクロシーベルトと市原の約一三倍も高かったのです。最低でも毎時〇・二二二マイクロシーベルトですから、約五倍です。県の南の方にある市原は、県北部の松戸に比べて福島第1原発よりも遠い距離にあるので測定値が低くなっても不思議ではありませんが、それにしてもあまりにも値が違いすぎるのです。

各都県で違う測定点の高度

なぜ、そんなに差がでたのでしょうか？　実はそれは測定する高さの違いから生じたものなのです。市原の測定点は、地表から七メートルの所にあります、一方、松戸市では地表から五センチメートルと一メートルの所で測定しました。子どもは屈んで遊んだりしますので、それらの高さを選んだのです。したがって、こちらのほうが子どもや大人が実際に浴びる放射線の量に近いということになります。

一方、市原の測定点は、もともと海外の核実験などの影響を監視するためのもので、大気中の放射線を測定することが目的であって、人間がどの程度浴びるかを調べるためのものではないのです。そのため、地表から離れたところに測定機器があるのです。

実はこれは千葉県に限ったことではないのです。ほかの都県でも同じなのです。表6―1は、各都県のモニタリングポイントの測定機器が、地表から何メートルのところにあるかをしめしたものです。もっとも低いもので静岡市の二メートル、そのほかはいずれも三メートル以上で、東京は一九・八メートル、宇都宮市では二〇メートルという高位置でした。

これでは各地域の正確な比較は不可能です。福島第1原発の爆発や火災によって大気中に放出された放射性物質は、風に乗って大気中を拡散して地上に降下しました。そして多くは地表に積もった状態で、放射線を出し続けています。とくに半減期が三〇年と長いセシウム137から放射性が出続けていると見られます。したがって、当然ながら地表に近いところのほうが放射線量が高いことになります。

ところが、各モニタリングポイントの測定機器のある場所は、高低にこんなに違いがあるのです。以前から、水戸市は放射線の値が高すぎるといわれ、一方、宇都宮市は低すぎるという疑問がもたれていました。原発からの距離を勘案しても、差がありすぎたからです。その理由は、測定機器の高さの違いが原因していたのです。

年間一ミリシーベルトを超える被曝

日本人の身長はどんなに高い人でも、せいぜい二メートルくらいです。大人は普通一・四～一・九メートルであり、子どもはそれ以下です。したがって、そのくらいの高さで放射線を測定しなければ、実際に浴びる量を測ることにはなりません。したがって、文部科学省が発表している放射線量は、私たちが浴びている放射線量よりもかなり少ないということになります。

松戸市では、子どもが放射線を浴びることを想定して測定したようです。子どもが公園の砂場でしゃがみこんで遊んでいるのはよく見かける光景です。その場合、地表から数十センチ、あるいは数センチの位置で放射線を浴びることになります。したがって、測定地点を地表から五センチメートルにしたのでしょう。また、子どもの身長は一メートル前後なので、地表から一メートルのところで測定したのでしょう。住民の立場に立った測定

表6-1　放射線計測機器、設置場所は？

都道府県（市区町村）	地表からの高さ
茨城県（水戸市）	3.5m
栃木県（宇都宮市）	20m
群馬県（前橋市）	21.6m
埼玉県（さいたま市）	18m
千葉県（市原市）	7m
東京都（新宿区）	19.8m
神奈川県（茅ヶ崎市）	4.9m
山梨県（甲府市）	17m
静岡県（静岡市）	2m

出典）『朝日新聞』2011年5月27日付

の仕方といえます。

その結果、市原市の測定値よりも一〇倍以上も高い数値になってしまったのです。当然ながら、公園や保育園で遊ぶ子どもたちは、これだけの放射線を浴びているということなのです。

国際放射線防護委員会（ＩＣＲＰ）では、一般市民が平常時に一年間に浴びてよい人工放射線の限度を一ミリシーベルト（一〇〇〇マイクロシーベルト）としています。これは、自然放射線や医療で受ける放射線量を除いた値です。

前出の松戸市のデータ、〇・五七八マイクロシーベルトを一年間に単純換算すると、五〇六三マイクロシーベルトとなり、ＩＣＲＰの限度量の五倍になります。最低の〇・二二二マイクロシーベルトでも、一九四五マイクロシーベルトと約二倍です。しかもこの値は原発事故が発生してから二カ月以上たった値ですから、それ以前はもっと高くなっていたはずです。

なお、これは松戸市だけのことではないのです。市川市も五月二四日に終末処理場など市内三カ所で独自に大気中の放射線を測定したところ、毎時〇・一七〜〇・二五マイクロシーベルトでした。つまり、松戸の値に近いということなのです。

心配される子どもたちの被曝

たまたま私は千葉県に住んでいますので、その例を示しましたが、これは周囲の東京都、埼玉県、神奈川県でも、同じような状況と考えられます。茨城県や栃木県は、福島第1原発に近いので、おそらくもっと放射線量が高いと考えられます。

ただし、放射線量は各市町村、さらにそれらの各地域によってかなりの違いがあるので、ご自分の住まいやお子さんの学校のある地域がどの程度か知りたい場合は、各市町村、または各都道府県のホームページで調べてみて下さい。

各都道府県または市町村には、ホットスポットといって、ピンポイント的に放射線量が周辺よりも高い地点があります。千葉県松戸市も、ホットスポット的な地域といえるのかもしれません。原発が水素爆発を起こしたときの風向きや気象状況（雨や雪が降ったなど）、地形などによって放射性物質がたくさん蓄積した地点ができてしまったと考えられています。そのため、とくに子どもを抱える親たちが、「将来、子どもががんになるのでは？」という不安を抱いているようです。

前述のように人間に明らかな健康被害が現われるのは、一〇〇ミリシーベルト以上を浴びた場合とされていますが、成長期にあって細胞分裂の盛んな子どもの場合、それが当てはまるのか疑問です。したがって、残念なことですが、ホットスポットに当たる地域では子どもにはあまり公園などで遊ばせない方がよいということになってしまいます。

ちなみに、年間一ミリシーベルトという限度量を超えないためには、公園や保育園などの放射線量が〇・一一マイクロシーベルト以下にならなければならないことになります。ただし、これは一日中公園にいた場合のことです。通常は家の中に居たり、学校に行ったりと建物の中にいる時間が多く、一般に室内は屋外よりも放射線量は少ないので、それだけ被曝量は少なくなると考えられます。

マスクで防げるのか？

「放射性物質を吸い込まない方法はあるの？」と思っている人も多いでしょう。まず頭に浮かぶのはマスクをすることです。福島県内の子どもたちは、通学の際や教室内でもマスクをしていますが、これでどの程度防ぐことができるのでしょうか？

地球上には酸素や炭素、水素、窒素、硫黄などさまざまな原子がありますが、それらはほかの原子と結合して様々な化合物をつくり出しています。原子が結合した化合物は、ある程度の大きさをもっています。

ところが、セシウムは原子ですから、化合物に比べてひじょうに小さいのです。原子は基本的には粒子状をしており、セシウムの場合、粒子の直径は二六五ピコメートルです。ピコは、一兆分の一を表わします。マスクでこれを遮断できるのでしょうか？

今市販されているマスクは不織布といって、織らない布状のものです。すなわち、繊維を一定方向やランダムに集積させて、接着樹脂で化学的に結合させたり、機械的にからませるなどして布状にしています。こうすることで、ごく微小の穴をたくさん作ることができます。

マスク製品はいろいろ売られていますが、代表的な「クリーンラインコーワ三次元マスク」（興和）は、「空気中の微粒子（〇・〇〇〇一㎜）を九九・九％カット」と表示されています。では、セシウム原子をこのマスクでカットできるのでしょうか？

その答えは、残念ながら「ＮＯ」です。セシウム原子をミリメートル単位にすると、〇・〇〇〇〇〇〇二六五㎜となります。したがって、このマスクではとてもカットすることはできないのです。ただし、セシウムが空気中のちりに付着していた場合は、その粒子は大きいのでカットすることはできると考えられます。

それから、放射線をマスクでカットすることは当然ながらできません。したがって、マスクでどの程度被曝を避けられるのか、はっきりしたところは分からないということになります。

意外に受けている内部被曝

空気、さらに野菜や魚、牛乳、牛肉、飲料水などに含まれる放射性物質を人間が取り込んだ場合、内部被曝を起こします。それが実際に起こっていることが、市民グループの調査で明らかになりました。福島県内の保護者らで作る「子どもたちを放射能から守る福島ネットワーク」など六つの市民団体が二〇一一年六月三〇日、福島市に住む六〜一六歳一〇人の尿を調べたところ、全員の尿から放射性セシウムが検出されたと発表しました。

依頼を受けて尿を検査したフランスのＮＧＯ「アクロ」のデービット・ボアイエ理事長は、「子どもたち全員の内部被曝が確認された。汚染の値は低かったが、さらに詳しい調査が必要だ」（『朝日新聞』二〇一一年七月一日付）と語りました。

表6-2　自然放射線の被曝の内訳（国連科学委員会の報告書より作成）

線源＼線量		年間被曝線量（ミリシーベルト）		
		外部被曝	内部被曝	合計
宇宙線		0.30	—	0.30
宇宙線によってつくられる放射性核種		—	0.015	0.015
地球の自然放射性核種	カリウム40	0.12	0.18	0.30
	ルビジウム87	—	0.006	0.006
	ウラン系列の放射性核種	0.09	0.95	1.04
	トリウム系列の放射性核種	0.14	0.19	0.33
合計		0.65	1.34	1.99

シーベルト：放射線の被曝量の単位。スウェーデンの放射線防護学者ロルフ・M・シーベルトの名に由来。この単位は放射線の種類にかかわりなく使える。1シーベルトの1000分の1が1ミリシーベルト。6～7シーベルトを一度に全身に被曝すると1か月以内に死亡する危険がある。人間が自然から受ける被曝線量は平均して1年間に2ミリシーベルト程度。

出典）安斎育郎著『放射能そこが知りたい・改訂版』かもがわ出版刊

検査を受けたのは男子六人、女子四人で、五月下旬に尿を採取して調べたところ、セシウム137が一リットル当たり〇・四三～一・三〇ベクレル、セシウム134が同じく〇・四一～一・一三ベクレル検出されたのです。

私たちは、常に大気や土壌、食品などから微量の放射線を浴びています。その世界平均値は一人あたり年間二・四ミリシーベルトです。ただし、これはあくまで平均値であって、国によってバラツキがあります。

表6―2は、安齊育郎・立命館大学名誉教授（放射線防護学）がまとめたデータです。これでは、年間被曝量は合計で年間一・九九ミリシーベルトとなっていますが、そのうち外部被曝は〇・六五ミリシーベルト、内部被曝は一・三四ミリシーベルトと、内

部被曝の方が多くなっているのです。つまり、常日頃から私たちはけっこう内部被曝を受けているということになります。

そこに、人工放射性物質であるヨウ素131やセシウム137などによる内部被曝がさらに加わることになります。その結果、どんな影響が現われるのか？　それは数年後、あるいは一〇年～二〇年後にならないとわからないのです。

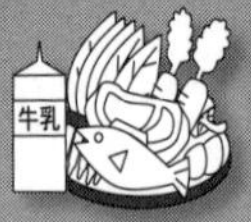

7 稲の栽培を脅かす土壌汚染

汚染された農地

チェルノブイリ原発事故で深刻な問題になったことの一つに土壌汚染がありました。事故によって大気中に大量に放出された放射性物質、とくに半減期の長い放射性セシウムが地面に降下して、土壌を汚染したのです。当然ながら汚染のひどい地域では、作物の栽培ができなくなりました。

そこで一部の地域では、汚染された土壌を削り取って、汚染されていない土壌を運び込むということが行なわれました。しかし、汚染土壌を全部入れ替えるなんて不可能です。また汚染された土壌をどう処分するのかという問題もあります。

日本でも同じ問題が発生しました。放射性物質が農地に降り注いだため、作物の栽培が困難になったケースが出てきたのです。その問題はとくに福島県で深刻で、原発周辺から二〇キロメートル以内の警戒区域では農作物の栽培は不可能であり、それ以外でも難しくなっている地域があるのです。そのため、稲の作付けを止める農家がたくさん出てきています。放射性物質が土壌から稲に吸収されて、汚染する可能性があるからです。

枝野幸男官房長官は四月八日、稲の作付けを禁止する水田の基準を発表しました。それは、土壌中の放射性セシウムが土一kg当たり五〇〇〇ベクレルを超える場合というものでした。この土壌では米を収穫した際に、それに含まれる放射性セシウムが暫定規制値を超えることが予測されるからです。なお、この基準は原子力災害対策特別措置法に基づいて指示されたものです。

これに先立って、福島県では県内の農地の土壌調査を行なっており、四月六日に七〇地点の検査結果を公表しました。それによると、この基準を超えていたのは、汚染のひどい飯舘村の二地点だったといいます。

一方、宮城県、山形県、茨城県、栃木県、埼玉県、千葉県、神奈川県でも農地の土壌調査を実施しており、四月八日にいずれの県も基準を下回ったと発表しました。

稲の土壌基準は妥当か？

「でも、その基準を下回っていれば、お米は本当に安全なの？」という疑問を感じている人も多いと思います。私も疑問を感じています。では、どうやってその基準は決められたのでしょうか？

それが意外に単純な決め方なのです。農水省では、土壌に含まれる放射性セシウムが稲に吸収されて、収穫された米に移行する度合いを示す「移行係数」という指標を過去の事例の分析から〇・一に設定しました。つまり、土壌中の放射性セシウムの一〇％が米に移行するということです。

放射性セシウムの穀物に対する暫定規制値は、一kgあたり五〇〇ベクレルです。これ以下なら安全というわけです。したがって、土壌一kgに五〇〇〇ベクレルの放射性セシウムが含まれていた場合、そのうちの一〇％がお米に移行するのでちょうど五〇〇ベクレルということになります。それで、土壌の安全基準を一kgあたり五〇〇〇ベクレルとしたのです。

しかし、これで本当にお米の安全性が確保できるのか、はなはだ不安な面があります。まず「移行係数」を〇・一としたのが妥当なのか、疑問が残ります。農水省によると、独立行政法人・農業環境技術研究所が一九五九年から二〇〇一年までに全国一七カ所の水田の土壌および収穫された米の放射性セシウムを分析した結果（合計五六四データポイント）を用いて、移行係数を算出したといいます。

まず、土壌の種類によって放射性セシウムの米への移行に差がないことを確認して、玄米を日常的に食べている人のことを考慮して、玄米中の放射性セシウムを土壌中の量と比較しました。そして、各データポイントにおける玄米中および土壌中の放射性セシウムの比を算出して、それを移行係数としたのです。その値が〇・一というわけです。

これを見る限り一見合理的のように思われますが、気になるのは一九五九年から二〇〇一年までのデータを分析したという点です。これらの期間にはチェルノブイリ原発事故があり、またアメリカや中国などによる大気中の核実験が行なわれたため、放射性セシウムが環境中に放出されて、日本各地の農地に蓄積したことがわかっています。しかし、それらの量は、今回の福島第1原発事故によって農地に蓄積された量に比べると、ずっと少ないはずです。

その少ない量による土壌から米への移行データがそのまま適用できるのか、多少疑問を感じます。結局のところ、収穫された米を調べてみないことには、規制値を下回るかどうかはわからないでしょう。

それから、そもそも穀物に対する暫定規制値五〇〇ベクレル／kgを超えなければ、健康への影響がないと言い切れるのかも疑問です。前に書いたように、日本の規制値はウクライナに比べるとかなり甘いのです。もしその保証がなければ、こうした土壌の安全基準そのものが意味のないものになってしまいます。

稲より甘くなる野菜と果物の土壌基準

「米以外の野菜や果物はどうなの？」と思っている人もいるでしょう。農水省では五月二七日、放射性セシウムが野菜や果実にどの程度移行するのかを公表しました。

これまで日本には、野菜や果実に対する土壌からの放射性物質の移行についての科学データは多くはありません。そこで、国内外の科学文献に載っているデータを基に、放射性セシウムの各種の農作物への移行係数を算出したようです。その際、選択した科学文献は次のようなものだといいます。

(1) 国内の栽培実態を考慮し、気候が日本の気候に近い地域で実施されたほ場試験で、地表から一〇―二〇センチメートルの深さの土壌を対象としたデータ。ちなみに国内では一般的に作土層は地表から一五センチメートルまでとしています。

(2) 安全な農作物を供給する観点から、半減期が約三〇年で、長く土壌中に残留する可能性のある放射性セシウム137のデータ。

これらのデータを参考として、移行係数＝（農作物中のセシウム137濃度）÷（土壌中のセシウム137濃度）を計算しました。それによると、表7―1の通りです。

放射能の脅威を改めて実感

いずれも米の移行係数である〇・一に比べてかなり低いことが分かります。野菜は栽培期間が稲に比べて短いこと、また果物は木に実るので、放射性セシウムの移行が米に比べて少ないと考えられるからでしょう。

移行係数が〇・一の場合、土壌の暫定規制値は一kg当たり五〇〇〇ベクレルですから、野菜や

表7-1　野菜と果実の場合の移行係数の値

野菜	
レタス	0.0015 ～ 0.021
カボチャ	0.0038 ～ 0.023
トマト	0.00011 ～ 0.0017
イチゴ	0.00050 ～ 0.0034
ネギ	0.0017 ～ 0.0031
ダイコン	0.00080 ～ 0.0011
ジャガイモ	0.00047 ～ 0.13
果実	
リンゴ	0.00040 ～ 0.0030
ブドウ	0.00079
ブラックカラント	0.0021 ～ 0.0052
グーズベリー	0.00060 ～ 0.0014

果物（いずれも暫定規制値は五〇〇ベクレル／kg）の場合、それよりもかなり高い数値となります。しかし、その値以下の土壌で実際にレタスやカボチャ、トマトなどの野菜を栽培した際に、収穫したものの値がどれくらいになるかは、測定してみないと分からないでしょう。それはリンゴやブドウなどの果物の場合も同様です。

米、野菜、果物を栽培する農家にとっては、土壌が放射性物質で汚染されている間は、常に不安を感じながら作物を栽培しなければならないことになります。また、仮に収穫された作物が暫定規制値を下回っていたとしても、消費者に買ってもらえるのか、わからない面もあります。

放射能というものが人類にとっていかに脅威であるかを、農地の土壌汚染という深刻な事態によって、改めて思い知らされた感じがします。

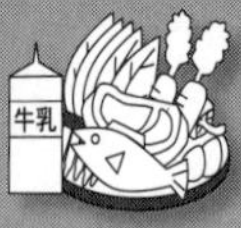

8

校庭の土とともに舞い上がる放射能

心配される子どもの発がん

放射能の影響でもっとも心配されるのは、がんを引き起こすのではないかということです。広島や長崎に投下された原子爆弾から出た放射能によって、多くの人が白血病などのがんになったのは周知の事実です。また、チェルノブイリ原発事故では、放出された放射性ヨウ素によって、子どもたちの甲状腺がんが明らかに増加しました。福島第1原発の事故でも、同様なことが起こる可能性があります。とくに心配されるのは、子どもたちに対する影響です。

がんは放射線を浴びてから、一〇年から二〇年くらいの長い時間をかけて発生するといわれています。したがって、高齢者の場合、がんが発生した時には寿命を迎える年齢と重なることになります。また、中年の人の場合では、がんが発生するのは高齢になってからということになります。

それに対して、子どもの場合、成人に達する前にがんを発病することになります。しかも、子どもは体の細胞の分裂が盛んな時期にあるので、それだけ細胞の遺伝子が放射線の影響を受けやすく、がんになる確率も大人に比べて高いのです。

そこで心配になるのが、保育園や幼稚園、小学校、中学校、高校などの校庭に降り積もっている放射性物質から出る放射線です。子どもたちが校庭で運動したり、遊んだりすれば、それらの放射線を確実に浴びることになります。その量が多ければ多いほど、がんになるリスクも高くなると考えられます。

辞任した内閣官房参与

文部科学省では四月一九日、「福島県内の学校等の校舎・校庭等の利用判断における暫定的考え方について」を公表しました。ここでも野菜や飲料水などの規制値同様に「暫定的」という枕詞がついています。それだけ詳しいデータがそろっておらず、自信がもてないということなのでしょう。

それによると、生徒の年間被曝量の暫定的許容値を二〇ミリシーベルトに設定しました。これ以下の被曝量なら、浴びてもよいということです。そして、この数値に基づいて校庭や園庭の放射線の規制値を毎時三・八マイクロシーベルトとしました。つまり、この値以下なら、校庭や園庭で子どもたちが運動をしたり、遊んだりしてもかまわないということです。

許容値を年間二〇ミリシーベルトと定めたのは、ＩＣＲＰの助言を参考にしたといいます。前出の「福島県内の……の考え方について」によると、「国際放射線防護委員会（ＩＣＲＰ）のPublication 一〇九（緊急時被ばくの状況における公衆の防護のための助言）によれば、事故継続等の緊急時の状況における基準である二〇〜一〇〇ミリシーベルト／年を適用する地域と、事故収束後の基準である一〜二〇ミリシーベルト／年を適用する地域の併存を認めている」とあります。

そして、この助言から「非常事態収束後の参考レベル一—二〇ミリシーベルト／年を学校等の校舎・校庭等の利用判断における暫定的な目安とし」と結論しています。つまり、暫定許容値を最大で年間二〇ミリシーベルトにするということです。しかし、これに対しては専門家から異論が出されました。その専門家とは、なんと菅直人総理を支えるはずの内閣官房参与の小佐古敏荘・東京大学大学院教授（原子力専攻）でした。小佐古教授は、年間二〇ミリシーベルトという設定に対して、「高すぎる、容認できない」として内閣官房参与を辞任して、四月二九日の記者会見で、涙ながらにその値が高すぎるものであることを訴えました。

その会見で小佐古教授は、「小学生の二〇ミリシーベルトというのは、私にはとても許すことができません」と語りました。さらに、「二〇ミリシーベルトはとんでもなく高い数値です。私も汚染作業をしますけれども、一番高くて一ミリシーベルトぐらい。原子力発電所で働く約八万四〇〇〇人は（年間積算放射線量）平均一・五ミリシーベルトです」「自分の子どもにそういう目にあわせるのは絶対いやです」と語りました。

あいまいなICRPの基準

そもそもICRPの基準が年間一ミリシーベルトから二〇ミリシーベルトという幅があるからこうした問題が生じるのでしょう。なぜ、こんなに大きな幅が生じているのでしょうか?

ICRPでは、平常時に一般市民が一年間に浴びてよい人工放射線の限度を一ミリシーベルトと勧告しています。これは自然放射線や医療で浴びる放射線を除いたものです。つまり、この程度の放射線量なら浴びでも影響は出ないということでしょう。

もともと人間は自然界から放射線を浴びていて、その量は世界平均で年間二・四ミリシーベルトとされているので、確かに一ミリシーベルト程度なら影響は出ないのかなという気はします。

しかし、問題なのは今回の福島原発のように事故が発生した場合です。ICRPの助言も、「非常事態収束後の参考レベル」として年間一〜二〇ミリシーベルトを提示しているのです。事故が起これば、当然放射性物質が放出されて、住民がそれをたくさん浴びることになります。

年間一ミリシーベルトを単純に逆算すると、一時間あたりの量は〇・一一四マイクロシーベルトとなります。しかし、福島県のみならず、その周辺の都県でもこの値は軽く越えてしまっているわけです。となると、もし年間一ミリシーベルトとした場合、福島県ばかりでなく、その周辺の県でも校庭や園庭がすべて使えないことになってしまいます。

したがって、非常事態収束後の数値としては年間一ミリシーベルトではなく、幅を持たせなければならなかったのでしょう。そこで、結局は一から二〇ミリシーベルトという大きな幅ができてしまったのでしょう。ちなみに、二〇ミリシーベルトは、人体に明らかに影響が出るとされる一〇〇ミリシーベルトの五分の一ということになります。

父母たちの反発

しかし、福島県内の子どもたちを抱える親たちの多くは、年間二〇ミリシーベルトいう数値は受け入れられなかったようです。五月二三日、福島県の保護者たちは文部科学省を訪れて、「年間二〇ミリシーベルトの基準の撤回を」「子供たちを放射能から守れ」とプラカードを掲げて訴えました。福島県内の約七〇人に加えて、市民団体の呼びかけで県外の人も加わったため約五〇〇人に膨らんだということです。それだけ子どもが放射線を浴びることに不安を感じている人が多いということでしょう。参加者たちは、厚生労働省の前で対応した職員に対して、年間二〇ミリシーベルトの基準を年間一ミリシーベルトに改めることや校庭の除染作業を国の費用負担によって行なうことなどを求めました。

こうした動きを受けて文部科学省は五月二七日、児童・生徒の年間被曝量を一ミリシーベルト以下に抑えることを目指すと表明しました。そして、校庭の表土を削って埋めるなどの処理費用を国がほぼ全額負担するとしました。ただし、それまでの年間二〇ミリシーベルトという基準は変えませんでした。

こうした対応に業を煮やした福島県郡山市の小中学校七校に通う児童・生徒一四人の父母一六人が、六月二四日、学校を放射線量が低いところに移転させるよう求めるための仮処分を、福島地方裁判所郡山支部に申請しました。

申請によると、文部科学省や福島県の測定結果から、七校の放射線の年間積算量は三・七七～六・六七ミリシーベルトに達し、文部科学省が「学校における目安」としている年間一ミリシーベルトを超えるため、放射線障害による疾病を発症するのは確実として、現在の状況下での学校教育の差し止めを求めたのでした。

地面を削って放射線を減らす

保育園や幼稚園、小学校などの園庭や校庭の土壌汚染は、福島県内だけの問題ではありません。前出のように千葉県の松戸市や市川市では地面から近い位置の放射線の量が高い値を示しています。そして、関東地方や東北地方の各都県でも、放射線量の違いはあるにせよ、同じような状況になっているのです。そのため、「将来子どもががんになるのでは？」という不安を抱く保護者が多いのです。

そこで文部科学省では、福島県外でも校庭の放射線量が基準値を超えた学校に対して、土壌処理費用の支援を行なうことを決めました。これは、栃木県などで独自に表土を除去する動きが拡大し、政府に費用負担を求める声に応じたものです。

郡山市では四月二七日、独自に小学校や保育所の校庭の除染作業を行ないました。小学校では、散水車を使って砂ぼこりが上がるのを抑えて、道路などを平らにするグレーダーなど三種類の重機を使って、三センチほどの表面の土を削りました。その結果、地表から一センチの高さで毎時四・一マイクロシーベルトが一・九マイクロシーベルトに、五〇センチの高さで毎時三・三マイクロシーベルトが一・九マイクロシーベルトに低下したといいます。

また、保育所では庭に生えていた芝生をはがす作業を行ないました。その結果、一センチの高さで毎時四・五マイクロシーベルトが〇・九マイクロシーベルトに、五〇センチの高さで毎時三・一マイクロシーベルトが〇・九マイクロシーベルトに低下したといいます。

校庭や園庭を汚染しているのは、主に半減期が長い放射性セシウムと考えられますが、それは地表近くに長くとどまるため、表土をある程度取り除くことで、放射線の量を確実に減らすことができるようです。

また、福島市では、市内全域の除染に取り組むことを決定し、「ふるさと除染計画」を八月に策定することを決めました。それに先立ち、七月二四日、住民や市職員ら約三八〇〇人が小学校の通学路などで、側溝の泥を掻き出したり、草を刈り取るなどの除染作業を行ないました。

福島県以外の各都県も、こうした除染作業の結果を参考にして、独自に校庭や園庭の放射線量を減らして行く必要がありそうです。

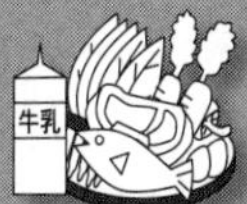

9 チェルノブイリ原発事故と福島原発事故

原子炉から放出された膨大な放射能

福島第1原発事故は、よくチェルノブイリ原発事故と比較されます。原子力安全・保安院は当初、今回の事故を国際原子力事象評価尺度（ＩＮＥＳ）のレベル５に相当するとしていました。これはアメリカ・スリーマイル島原発事故と同じレベルです。しかし、四月一二日にはチェルノブイリ原発事故と同じ最悪のレベル７に暫定評価を引き上げました。

これを知って、「チェルノブイリと同じか……」と驚くとともに、溜息をついた人も多かったと思います。それほどチェルノブイリ原発事故は、深刻なものだったのです。

現在のウクライナの首都キエフの北にある旧ソ連・チェルノブイリ原子力発電所の４号炉が爆発を起こしたのは、一九八六年四月二六日のことでした。その前の日から職員たちが原子炉の安全性に関する試験を行なっていて、緊急冷却装置のスイッチが切られた状態になっていました。ところが、二六日になって原子炉が暴走を起こし、職員たちは原子炉制御を回復させようとしましたが、すべての試みが失敗して爆発してしまったのです。

爆発を起こした4号炉には、原子炉を納める原子炉格納容器がありませんでした。いわば原子炉がむき出しの状態になっていたのです。そのため、爆発を起こした原子炉からは、膨大な量の放射性物質が大気中に放出されました。

そして、放射性物質の放出は、その後一〇日間に渡って続きました。その放射能の量は、五二〇万テラベクレル（テラは一兆を表す）で、広島に落とされた原爆のおよそ五〇〇個分とされています。

警戒区域と計画的避難区域

この事故では、多くの消防士が高濃度の被曝を受けて障害を受け、死亡する人もいました。消防士たちは、隣の3号機に火が移るのを防ぐことや原発内のガスタンクやディーゼル燃料が燃えるのを防ぐための消火活動を行ないました。しかしその際、隊員たちは放射線を防ぐための装備や線量計を身に付けていなかったのです。そのため大量の放射線を浴びることになってしまったのです。

旧ソ連政府は事故発生を受けて、現地に事故調査政府委員会を設置しました。同委員会は、原発から三キロメートルの地点にあったプリピャチ市の住民約四万五〇〇〇人の緊急避難を決定しました。被曝線量が緊急避難基準の二五〇ミリシーベルトを超えると予測されたからです。

福島原発事故の際も、まず原発から半径三キロメートル以内の住民に避難指示が出されました。これはチェルノブイリの事故を見習ったということなのでしょう。

チェルノブイリ原発事故で放出された放射能は、福島原発事故の約六・七倍とされています。そのため、広範囲な地域の住民を避難させなければなりませんでした。三キロメートル以内の住民に続いて、一〇キロメートル圏内の住民約七八〇〇人が避難し、さらに三〇キロメートル圏内の住民約四万二〇〇〇人が避難しました。この際、牛や豚などの家畜も一緒に避難させられました

福島第1原発事故の場合、最終的に警戒区域として住民が強制的に避難させられたのは、原発から二〇キロメートル圏内の人たちでした。そして、飯舘村、葛尾村、浪江町、南相馬市と川俣町の一部など放射線量の高い地域が計画的避難区域地（図9―1）として、指定から一カ月以内に避難することが求められました。

また、広野町、川内村、楢葉町、田村市と南相馬市の一部は、福島第1原発の状況によってはまだ放射能汚染が深刻になる可能性が否定できないとして、緊急時避難準備区域とされました。この区域の住民は、緊急的に屋内退避や自力での避難ができるように準備することが求められました（図9―1）。

原発周辺の地表汚染

計画的避難区域に指定された町村の場合、原発の水素爆発があった時に風向きがそちらに向かっていたため、放射性物質がたくさん運ばれてしまい、地面に蓄積したようです。図9―2は、文部科学省が発表した福島第1原発から八〇キロメートル圏内の地表の放射能汚染マップです。

これは、アメリカ・エネルギー省（DOE）と協力して航空機を使い、地表の一～二キロメートル四方で放射性物質の蓄積量を測定して作成したものです。飛行機とヘリコプターを使い、約一五〇～七〇〇メートル上空より、放射性物質によってエネルギーが違うことから、放射性セシウム137や、半減期が約二年の放射性セシウム134の蓄積量を計算しました。調査期間は四月六日～二九日。

この地図から、原発から北西方向に汚染が広がっていることが分かります。爆発によって放出された放射性物質が風に乗って、北西方向に大量に流れたと考えられます。また、三〇キロメートル県外でも、高濃度の汚染が起こっていることが分かります。飯舘村や浪江町の一部では、原発近辺と同レベルの一平方メートル当たり三〇〇万～三〇〇〇万ベクレルに達しています。

また、飯舘村の大半、南相馬市や伊達市の一部は、一平方メートル当たり一〇〇万～三〇〇万ベクレルに達しています。さらに、その周囲は一平方メートル当たり六〇万～一〇〇万ベクレルとなっています。伊達市の一部では、原発から六〇キロメートル離れた地点で同様な値になって

図9-1　警戒区域（20㎞圏内)、計画的避難区域および緊急時避難準備区域

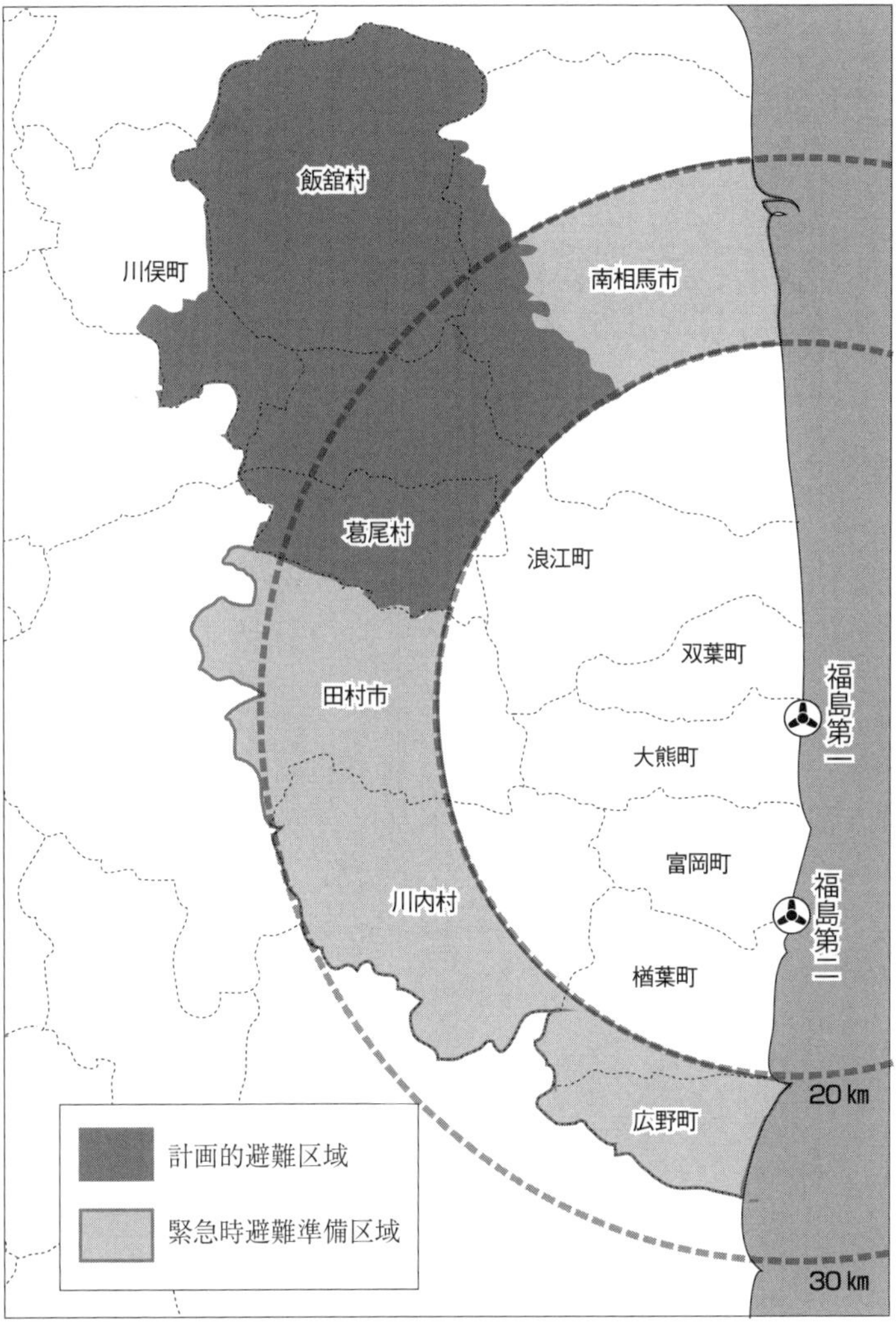

出典）経済産業省のホームページ

います。

レベル7という判定

原子力・安全保安院が、福島第1原発の事故をレベル5からいきなりレベル7に引き上げた時、私は正直言って「引き上げすぎではないか？」と思いました。チェルノブイリ原発事故といえば、原子炉が暴走し、膨大な量の放射性物質が放出された、最悪の事故とされています。

一方、福島第1原発の事故は、1号機と3号機の原子炉建屋が爆発し、2号機の圧力抑制プールが破損しましたが、原子炉圧力容器と原子炉格納容器は、いちおう形をとどめています。それから、放射線を大量に浴びて死亡したという人はでていません。放出された放射性物質の量も、チェルノブイリよりはだいぶ少ないとされています。こういうことから考えると、チェルノブイリと同じレベル7は「どうなのかな？」と思いました。

しかし、その考えはしだいに変わっていきました。チェルノブイリの場合、爆発から一〇日間で放射性物質の放出は止められましたが、福島では六月になってもまだ止めることができていませんでした。また、チェルノブイリで爆発を起こしたのは一つの原子炉ですが、福島では1～4号機が爆発や火災などを起こしています。さらに、住民の避難も広範囲、かつ長期間になっています。

出典）文部科学省のホームページ

図 9-2　文部科学省及び米国 DOE による航空機モニタリングの結果
（福島第一原子力発電所から 80km 圏内のセシウム 137、137 の地表面への蓄積量の合計）

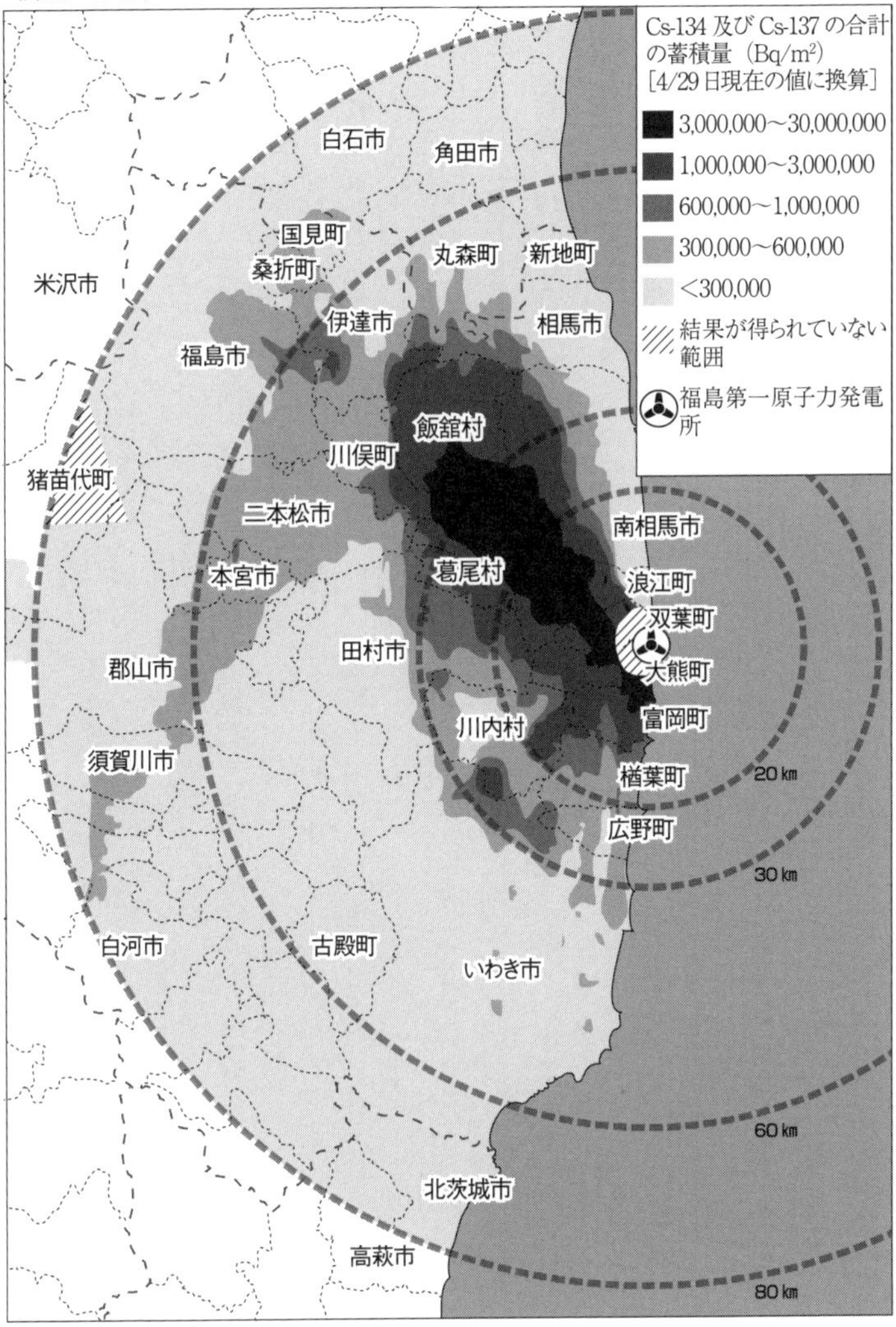

出典：文部科学省のホームページ

そして、何より放出された放射性物質の量が、当初の見方よりもだいぶ多かったことが分かりました。原子力安全・保安院と原子力安全委員会は四月一二日、福島第1原発事故にともなう放射性物質の大気中への放出量を発表しました。それによると、保安院の推定では三七万テラベクレル、安全委員会の推定では六三万テラベクレルということでした。

前述のようにチェルノブイリ事故では五二〇万テラベクレルですから、それの約七％または約一二％に匹敵するというものでした。

史上最悪の事故

ところが、原子力安全・保安院は六月六日、それまでの推定値を覆し、大気中への放出量は、七七万テラベクレルに達すると発表しました。つまり、従来の二倍以上になったのです。

2号機と3号機の爆発後の放出量を加えるなどしたため、増えたのだといいます。そのため、チェルノブイリの放出量の約一五％となりました。

一方で、放出量はもっと多いと指摘している研究機関もあります。それは、オーストリア気象地球力学中央研究所です。同研究所では、福島第1原発の事故後三〜四日間に放出された放射性ヨウ素131が、チェルノブイリ原発事故の約二〇％、セシウム137は同じく約五〇％に相当するという試算を発表しました。これは、日米の測定結果をもとに算出したものだといいます。

さらに、福島の事故では、チェルノブイリ事故では起きなかった汚染を引き起こしています。

放射性物質による海洋汚染です。前にも書いたように、原子炉への注水によって高濃度に汚染された水が原発施設内には大量に溜まっており、その一部は海に流れ出ました。そして、海域と魚介類を汚染したのです。

その意味では、史上最悪の事故といえるでしょう。

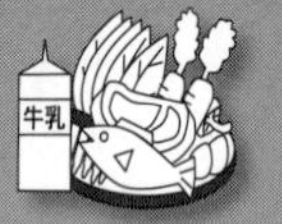

10 子どもたちの甲状腺がんが心配

懸念される甲状腺がんの増加

チェルノブイリ原発事故で大気中に大量に放出されたのは、ご承知のように放射性ヨウ素と放射性セシウムでした。それらから出る放射線を大量に浴びた消防隊員らは、急性の症状を起こして病院で治療を受けることとなり、約三〇人が亡くなりました。

さらに、放射性ヨウ素を大量に含んだ牛乳などを飲んだ子どもたちは、数年後に甲状腺がんになってしまいました。事故当時数十万人が避難して、約六〇〇〇人が甲状腺がんになったとされています。

福島第一原発の事故を収束させるために作業に当たっている東電社員や協力会社（下請）の社員の中で、作業の際の被曝限度・二五〇ミリシーベルトを超えて被曝した人がいます。今後、どんな症状が現れるか、きちんと追跡調査を行なう必要があります。

大量に放出された放射性ヨウ素と放射性セシウムは、空気や水や土壌、野菜・果物、家畜などあらゆるものを汚染しました。そのため、福島県やその周辺のみならず、関東全域、東北全域、さらにはその他の道府県の人々も、程度の差こそあれ、放射能に汚染されたのです。

当然ながら、チェルノブイリと同様に甲状腺のがんが増えるのではないかということが心配されるのです。とくに子どもたちの間で増えることが懸念されるのです。

ベータ線が遺伝子を破壊

甲状腺は、首の前側にあって気管をなかば取り巻くようにしている黄色っぽい臓器で、U字型をしています。体の発育や新陳代謝に関係するホルモン（チロキシン）およびカルシウム代謝を調節するホルモン（カルシトニン）を分泌します。チロキシンが欠乏すると、発育障害や粘液水腫を起こし、逆に過剰になるとバセドー病を起こします。バセドー病は甲状腺が腫れて、眼球突出、心悸亢進、多汗、手指の振るえなどを起こす病気です。

甲状腺にヨウ素が集まるのは、それがチロキシンの原料になっているからです。甲状腺の腺細胞はヨウ素を吸収してチログロブリンを作り、これがチロキシンへと変化します。チロキシンは甲状腺から分泌されて血液中に入って、その機能を果たします。

つまり、甲状腺が分泌するもっとも重要なホルモンであるチロキシンを作るのにヨウ素は不可欠であり、そのために甲状腺にヨウ素が集まることになるのです。

飲料水や牛乳、食べものとともに体内に入ってきた放射性ヨウ素、さらに呼吸によって体内に入った放射性ヨウ素は、血液によって甲状腺に運ばれてそこに蓄積されます。そして、そこで放射線を出し続けます。放射性ヨウ素１３１の半減期は八日間ですから、しばらくすれば放射線はほとんど出なくなります。

放射性ヨウ素からは、主に放射線のベータ線が出ます。これらは、細胞の遺伝子（ＤＮＡ）を破壊するため、それが切断されてしまいます。ただし、細胞にはＤＮＡの切断を修復する機能が備わっていて、ほとんどの切れ目は修復されます。ところが、この際に修復が正しく行なわれず、ＤＮＡが元の状態とは違ってしまうことがあり、そうなると遺伝子の情報が違ってしまい、突然変異が起こります。そして、それががんの発生につながるわけです。

この際、放射線が強ければそれだけ遺伝子の損傷は激しく、突然変異も起こりやすくなります。また、放射線の影響をながく受けることになれば、やはりそれだけ突然変異が起こる頻度も高くなります。

未分化なほど影響を受けやすい

チェルノブイリでは、人間の体の中で実際にこうしたことが起こっていたのです。とくに成長期にあって細胞分裂が活発な子どもは放射線の影響を受けやすいので、甲状腺がんになるケースが多かったと考えられます。

前出の安斎育郎・立命館大学名誉教授はその著書の中で、「細胞の放射線感受性には、つぎの三つの大まかなルールが成り立ちます。それは、①細胞が未分化なほど、②細胞の分裂が盛んなものほど、そして、③細胞の一生のうち分裂期が長いものほど、放射線感受性が高いというルールです」(『改訂版・放射線そこが知りたい』かもがわ出版刊)と指摘しています。

分化とは、細胞が本来の機能を果たす細胞になることです。つまり、心臓や肝臓などいろいろな臓器や組織がありますが、それは細胞がそれらの機能を果たす細胞にきちんと分化することによって、各臓器や組織の働きが維持されます。未分化とは、分化の状態に行き着く前の状態ということになります。胎児がこれに当たります。

子どもの体は、臓器も組織も成長し続けている状態にありますので細胞分裂が盛んに行なわれていることになります。したがって、大人に比べて放射線の影響を受けやすいことになります。そのため、チェルノブイリ原発事故では、子どもの甲状腺がんが増えたと考えられます。

ちなみに、チェルノブイリ事故の後、ヨード剤が住民に配られて、子どもたちはそれを飲みましたが、これは放射性ヨウ素が甲状腺に蓄積するのを防ぐためです。つまり、あらかじめヨウ素を体内にたくさん取り込んで甲状腺に蓄積すれば、放射性ヨウ素が入ってきたときに、甲状腺はすでに飽和状態にあるので、放射性ヨウ素が入りにくいことになります。こうして甲状腺のがんを防ごうとしたのです。

全県民二〇〇万人を対象とした健康調査

一方、福島第1原発事故ではどういうことが考えられるでしょうか？　チェルノブイリと同様に大気中や海水中に放出された放射性物質はヨウ素とセシウムが大半です。したがって、空気や水、食べ物とともに放射性ヨウ素が住民の体内に入って、どのくらいの量かはわかりませんが、甲状腺に蓄積したのは間違いないでしょう。とくに福島県内で心配されるのは、放射能汚染のひどい飯舘村、川俣町、南相馬市、田村市、そして福島市、二本松市、郡山市などです。

福島県いわき市（人口三四万人）では、備蓄していたヨード剤を市民一五万人に配布しました。つまり、日本でもチェルノブイリと同様な対応がとられていたわけです。

福島県の健康管理調査検討委員会は二〇一一年六月一八日、全県民約二〇〇万人を対象にした放射線被曝調査の概要を発表しました。

それによると、まず六月下旬から先行して浪江町、飯舘村、川俣町の警戒区域および計画的避難区域に住んでいた二万八〇〇〇人に問診を開始して、そのうち約一〇〇人を抽出して、ホールボティカウンターによる内部被曝の測定や尿検査を行ない、八月から全県民を対象にした基本調査を実施することを目標にするというものです。

これが実施されれば、世界に類を見ない大規模な放射線影響調査となります。この調査がきちんと行なわれれば、甲状腺がんの発生率なども分かるのかもしれません。

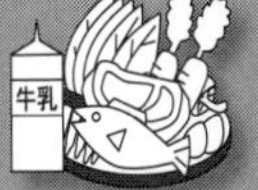

11

母乳をあたえてもだいじょうぶか？

母乳から放射性物質を検出

前章で、子どもは大人よりも放射線の影響を受けやすいと書きましたが、子どもの中でもとくに乳児はその影響を受けやすいことになります。それだけまだ未成熟で細胞分裂も活発に行なわれているからです。

乳児はいうまでもなく母乳、あるいは粉ミルクで育ちます。したがって、母乳が放射能で汚染された場合、その影響をもろに受けることになります。そのため「母乳は大丈夫なの？」という不安の声があがっていました。そして、その不安は現実のものになってしまったのです。

厚生労働省は二〇一一年四月三〇日、福島県や関東地方に住む女性二三人から提供された母乳を検査したところ、七人から微量ながら放射性物質が検出されたと発表しました。それによると、母乳が採取されたのは四月二四日と二五日で、福島県いわき市の女性の母乳から一kg当たり放射性ヨウ素が三・五ベクレル、放射性セシウムが二・四ベクレル検出されました。さらに、茨城県の五人と千葉県の一人から放射性ヨウ素が二・二～八・〇ベクレル検出されました。ほかの一六人からは検出されなかったといいます。

厚生労働省の担当者は、「調査結果は不検出か微量の検出であり、母乳を与えても、乳児に影響はないと考えられる」(『朝日新聞』二〇一一年五月一日付)と語っています。

母乳についての厚生労働省の安全基準値はありません。飲料水の暫定規制値は乳児にたいして放射性ヨウ素が一kg当たり一〇〇ベクレル、放射性セシウムが二〇〇ベクレルとなっています。担当者は、これらを参考に「乳児に影響はないと考えられる」と答えたのです。

さらに厚生労働省の研究班は、大がかりな母乳の調査を行ないました。調査は五月一八日～六月三日に福島、宮城、山形、茨城、栃木、群馬、千葉、高知の八県、一〇八人から提供された母乳を調べたもので、事故の影響を調べるため、福島第1原発から遠く離れた高知県も対象に含められました。

その結果、福島県相馬市、福島市、いわき市、二本松市の七人から母乳一kg当たり一・九～一三・一ベクレルの放射性セシウムが検出されました。なお、放射性ヨウ素は検出されませんでした。

同研究班では、「大気や食品中の放射性物質の影響と考えられるが、母体、乳児とも長期的な影響も心配がない量。普段どおりの生活をしてほしい」（『読売新聞』二〇一一年六月七日付）としています。

市民グループの調査でも検出

しかし、これに先立って市民団体の「母乳調査・母子支援ネットワーク」が行なった母乳の調査では、もっと高い数値が出ています。同団体では、生活協同組合などを通じて呼びかけ、千葉県、宮城県、福島県、茨城県の女性九人から母乳の提供を受けました。採取は三月二四日と三〇日で、一人約一二〇～一三〇ミリリットルの母乳を、文部科学省の放射線測定マニュアルに基づいて、民間の放射線測定会社で分析してもらいました。

その結果、千葉県柏市の産後八カ月の女性の母乳から一kg当たり放射性ヨウ素が三六・三ベクレル、茨城県守谷市の女性からは三一・八ベクレル、茨城県つくば市の女性二人からも八・七ベクレル、六・四ベクレルを検出しました。守谷市の女性は二回目の検査で八・五ベクレルに低下したといいます。宮城県白石市、福島市、福島県棚倉町、茨城県つくばみらい市の四人からは検出されませんでした。なお、放射性セシウムについてはいずれからも検出されませんでした。

同団体はこの後も母乳の調査を行なっており、五月一八日、新たに一都四県の四〇人を独自に調査したところ、五人の母乳から一kg当たり最大で一〇・五ベクレルの放射性セシウムが検出されたと発表しました。

検出されたのは四月二二日から五月五日に調査した五人で、福島県の母親から五・五ベクレルの放射性ヨウ素を検出し、福島県、茨城県、東京都の四人からは四・八〜一〇・五ベクレルの放射性セシウムが検出されました。前回の調査では検出されなかった放射性セシウムが検出されたのは、注目すべきことです。

本当に乳児に影響ないのか？

母乳に放射性物質が含まれているというのは深刻な問題です。生まれたばかりの赤ちゃんは乳が唯一の栄養源であり、母乳か粉ミルクによって栄養を供給され育っていきます。今は母乳の良さが見直され、「母乳で育てたい」というお母さんが増えていますし、実際母乳をあたえている人が多いのです。その母乳に放射性物質が含まれているというのは、いくら微量とはいえ、お母さんにとってはショックでしょう。

放射性ヨウ素とセシウムは、呼吸によって、さらに飲料水や食べものとともにお母さんたちの体内に入り、血液に乗って全身をめぐり、そして乳腺に蓄積され、母乳に含まれることになったと考えられます。

それにしても、厚生労働省の担当者の「微量なので、乳児に影響はないと考えられる」という言葉は信用できるのでしょうか？

この言葉の根拠となっているのは、厚生労働省の暫定規制値です。それは2章で示したように、飲料水および牛乳・乳製品について放射性ヨウ素は一kg当たり三〇〇ベクレル、放射性セシウムは二〇〇ベクレルというものです。ただし、放射性ヨウ素については、「一〇〇ベクレル／kgを超えるものは、乳児用調整粉乳および直接飲用に供する乳に使用しないよう指導すること」という注意書きがあります。

これは粉ミルクを溶く飲料水が一kg当たり一〇〇ベクレルを超えないこと、また牛乳や乳製品を乳児にあたえる場合、それが同様に超えないことという意味です。したがって、この規制値を母乳にもあてはめて、これを超えていなければ母乳をあたえても影響はないと判断したわけです。

粉ミルクの利用も考慮

厚生労働者の担当者としては、放射性物質が検出された母乳が「安全か?」と問われた場合、この暫定規制値を参考にして答えるしかないでしょう。母乳の規制値がないのですから。しかし、そもそも暫定規制値自体が十分議論されて決められたものではなく、乳児に対する規制値もどれだけ信用できるものなのか、首をかしげざるをえません。

また、母乳中の放射性物質は乳児に内部被曝を起こします。この世に生まれでたばかりで抵抗力が弱く、細胞分裂が活発な乳児に内部被曝を持続的に引き起こすというのは、できるだけ避けたいことです。

それから放射性物質に閾値は存在しないという重い事実があります。そのため、「できるだけ

摂らないようにすべき」というのは、どの専門家も口をそろえていうことです

したがって、暫定規制値を下回っていれば安全という考え方ではなく、できるだけ放射線量の少ない母乳をあたえるようにするというのが、選択すべき道でしょう。もし放射性物質が多く降下した地域に住んでいて、母乳から放射線が検出されるかもしれないと心配な場合は、当面は粉ミルクで育てるというのも、一つの方法と考えられます。

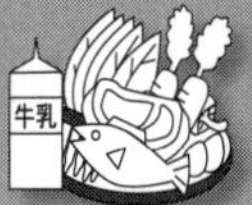

12 胎児への影響は？

へその緒を通過する有害物質

人間は一つの卵子と精子から始まります。それらが卵管で遭遇し、精子が卵子の中に入り込んで受精が成立します。それから受精卵は子宮に着床し、分裂を繰り返して細胞の数をどんどん増やしていきます。そして、一定の数になってから次に分化が始まります。すなわち、脳や脊椎、目、手や足などが少しずつできていくのです。

たった一つの受精卵が分化して、人間の体になっていく過程は、まさに生命の神秘、奇跡といった感があります。遺伝子に詰まった情報が確実に読み取られ、実行されることでこうした分化や成長が成し遂げられるのです。もしこの過程で、遺伝子の働きを少しでも狂わせるものがあったとしたら、分化や成長がうまくいかず、胎児はちゃんと成長できなくなることでしょう。

胎児は、へその緒（さい帯）によって母親から栄養と酸素が供給されています。この際、母親の血液がそのまま胎児に流れ込むわけではありません。もし流れ込んでいたら、母親と胎児の血液型は同じになるはずですが、そうはなりません。あくまで必要な栄養素と酸素が供給されるのです。

へその緒は一種のバリアーになっていて、胎児にとって有害なものはそこを通ることができないようになっています。しかし、中にはそれを通過してしまう有害なものもあるのです。

公害の原点とされる水俣病の場合、水俣病の女性から生まれた赤ちゃんは、胎児性水俣病といって、同様な障害を持つことがありました。これは、原因物質であるメチル水銀がへその緒を通って胎児にまで移行してしまったからです。その影響で、胎児の成長に障害がでてしまい、生まれながらにして水俣病を背負い込まなければならなくなったのです。これは本人にとっても家族にとっても、ひじょうに深刻な事態です。

胎児に届く放射性物質

一九六八年に発生した国内最大の食品公害といわれるカネミ油症の場合も同様です。カネミ油症は、ダイオキシン類を含むＰＣＢ（ポリ塩化ビフェニール）が原因で、顔や背中にニキビ状の吹き出物がびっしりできたり、歯が抜けたり、さらに歩行困難や全身の疲労感などに襲われるというもので、死亡する人もいました。そして、その女性患者から生まれた赤ちゃんで、皮膚が黒くて、生まれながらに障害を持つケースがありました。やはりＰＣＢがへその緒を通過して、胎児に流れ込んだためと考えられます。

では、放射性物質はどうなのでしょうか？　メチル水銀やＰＣＢは化合物です。すなわち、水銀とメチル基が結合したのがメチル水銀、ベンゼン核（いわゆる亀の甲）が二つと塩素が結合してできたのがＰＣＢです。一方、放射性ヨウ素もセシウムも元素です。つまり、一個の原子なのです。したがって、化合物であるメチル水銀やＰＣＢに比べてずっと小さいのです。ということは、それだけへその緒を通過しやすいということになります。

放射性物質が胎児に流れ込んで、その細胞が放射線を浴び続けるというのは、想像するだけでも恐ろしいですが、空気や水、食べものを通じて母親の体内に放射性物質が入り込んだ場合、それが胎児のほうに移行するということは実際に起こりうることなのです。

「放射性物質は、ずっと体内にとどまるの？　それとも排泄されるの？」という疑問を抱いている人も少なくないと思います。体内に入った放射性物質は、時間の経過とともに代謝されて、便や尿などとともに体外に排泄されていきます。それは間違いありません。問題なのは、どのくらいの時間で排泄されるかです。

放射性ヨウ素の半減期は八日間です。したがって、一六日間で四分の一、二四日間で八分の一、八〇日間で一〇二四分の一になります。放射性ヨウ素は甲状腺に溜まりますが、甲状腺は新陳代謝によって、三五日くらいで半分が入れ替わります。したがって、放射性ヨウ素が体内に入った場合、三カ月くらいをすぎればほとんど影響はなくなると考えられます。

胎児への影響は?

一方、放射性セシウムは半減期が三〇年と長いため心配されます。しかも、消化管から吸収されたセシウムはヨウ素と違って、全身に均一に分布するのでやっかいです。

セシウムは体内ではカリウムと似た挙動を示します。カリウムとナトリウムは細胞の浸透圧を調節しており、カリウムは体の細胞に多く存在しているため、セシウムも細胞に入るので、全身に分布することになるのです。

ただし、カリウムが尿から排泄されるのと同様にセシウムも尿から排泄されます。そのため八〇~一〇〇日で体内の放射性セシウムは半分くらいになります。もちろんそれまでの間、内部被曝は続くことになり、その後も完全に排泄されるまで被曝は続くことになります。

こうした被曝によって胎児がどんな影響を受けるのかを正確に知ることは、今の医学では困難なようです。医者の間では、「微量なら心配はない」という意見が大半のようですが、「まったく影響ないのですか?」と問われて、「はい、そうです」と答えられる人はなかなかいないのではないかと思います。

日本産婦人科医会・先天異常委員会委員で東北大学医療技術短期大学部の高林俊文教授が「放射線被曝と先天異常」と題した論文をネットで公開していますので、それを紹介しましょう。これは、Ｘ線検査やＣＴスキャンなどの放射線診断で受ける被曝が胎児にあたえる影響を解説したものです。つまり、外部被曝による影響ということです。

まず高林教授は、「胎芽・胎児は子供や成人に比べ放射線の感受性はより大きく、照射時期や線量によって影響が異なる。心配されるものは胎芽・胎児死亡（流産）、外表・内臓奇形、発育遅延、精神遅滞、悪性腫瘍、遺伝的影響などである」と述べています。

ここで「胎芽」とは、人間の妊娠三カ月までの胚のことで、それ以後を胎児といいます。ご承知のように妊娠三カ月まではとても流産しやすい期間です。

外部被曝と胎児の異常

胎芽・胎児の発育期は、着床前期（受精〇～八日）、主要器官形成期（受精九日～六〇日）、胎児期（受精六〇～二七〇日）に分けられ、それらの時期によって先天異常も異なってきます。高林教授は、表12―1を示しながら、それぞれの時期ごとに異常とそれを引き起こす放射線量を解説しています。

それによると、流産は着床前期にもっとも多く、また器官形成期の被曝によっても起こります。その閾値《しきいち》は、一〇〇ミリグレイ以上だといいます。つまり、一〇〇ミリグレイ以上になると、流産が起こり得るということです。

グレイとは、ある物質が放射線を浴びた際に、その物質の吸収線量を示す単位で、シーベルト

＝グレイ×放射線荷重係数の関係になります。人間の体が受けた放射線の影響は、アルファ線やベータ線、ガンマ線など放射線の種類によって違うため、放射線ごとに定められた放射線荷重係数をグレイ（吸収線量）にかけて、シーベルト（線量当量）を出すのです。

ちなみに、放射性ヨウ素と放射性セシウムからはベータ線が出ますが、ベータ線の放射線荷重係数は一なので、この場合グレイ＝シーベルトとなります。

次に外表奇形・内臓奇形は器官形成期だけに起こるといいます。これは、それぞれの器官の細胞増殖がもっとも盛んな時期に被曝したことで発生するわけです。その閾値は一〇〇～二〇〇ミリグレイで、この範囲の被曝で奇形が発生し得るということです。

発育遅延は、受精後二週から出産まで認められていて、動物実験で一〇〇ミリグレイ以上で起こることから、閾値はだいたいそれくらいと推測できるといいます。

精神遅延は八週から一五週にもっとも多く発生し、一六週から二五週にも発生し、閾値は一二〇ミリグレイと考えられています。一〇〇ミリグレイ以下では、IQの低下は認められていないといいます。

一方、悪性新生物（がん）は、一五週から出産まで発生し、ICRP（国際放射線防護委員会）では、閾値を五〇ミリグレイ以上としています。主ながんは、白血病、甲状腺がん、乳がん、肺がん、骨腫瘍、皮膚がんなどです。

遺伝的な影響は、動物実験で高線量照射によって認められていますが、人間の疫学調査では統

表12-1　主な先天異常と胎児発育期間および閾値

受精後	着床前期	器官形成期		胎児期		閾値（mGy）
	0〜8日	2〜8週	8〜15週	15〜25週	25週以後	
流産（胎芽・胎児死亡）	+++	+	—	—	—	100以上
奇形	—	+++	—	—	—	100〜200
発育遅延	—	+	+	+	+	100以上（動物実験）
精神遅延	—	—	+++	+	—	120
悪性新生物（癌）	—	+	+	+	+	50以上
遺伝的影響	—	—	—	—	—	1000〜1500（推測）

出典）高林俊文著「放射線被曝と先天異常」

計的有意差は認められていません。UNSCEAR（原子力放射線影響に関する科学委員会）では、閾値を一〇〇〇〜一五〇〇ミリグレイと推測しています。

以上ですが、影響は五〇ミリグレイ以上、すなわち五〇ミリシーベルト以上ででる可能性があるということです。多くの医師たちは、こうしたデータに基づいて「微量なら、胎児への影響はない」といっているのです。

しかし、これはあくまで外部被曝による影響なので、放射性物質が体内に入って起こる内部被曝を受けて、放射性物質が胎児に移行した場合にどんな影響がでるのかは、これだけでは分からないと考えられます。

低線量の胎児への影響

日本産科婦人科学会では、二〇一一年三月二四

日に「水道水について心配しておられる妊娠・授乳中女性へのご案内」と題して、次のような発表をしました。

「一、本年三月二三日に東京都・金町浄水場で検出された放射能レベルと同程度（二〇〇ベクレル／kg）に汚染された水道水を、最終月経開始日より分娩までの妊娠期間中（計二八〇日）、毎日一リットル飲むと仮定した場合、妊娠女性がその間に受ける総被曝量は約一・二ミリシーベルトと算出される。

二、胎児の放射線被曝の安全限界は、ICRP発表八四（二〇〇〇年）などに基づき一〇〇ミリシーベルトとする意見もあるが、学会としては米国産婦人科学会の推奨に基づき五〇ミリシーベルトとしている。なお、胎児の被曝量は、母体の被曝量に比べて少ないとされており、胎児が一〇〇～五〇〇ミリシーベルトの被曝を受けても胎児の形態異常は増加しないとの研究報告もあることから、ICRP発表八四は『一〇〇ミリシーベルト未満の胎児被曝量は妊娠継続をあきらめる理由とはならない』と勧告している」

つまり、一〇〇ミリシーベルト以下の被曝であれば、胎児に影響をあたえることはないと言っています。したがって、金町浄水場の汚染された水道水を妊娠している間にずっと飲み続けても、胎児に対する影響はないということになります。

一方、内閣府の食品安全委員会では、作業部会で胎児や子どもが低線量被曝を受けた場合、どんな影響が出るか調査を進めています。二〇一一年六月三〇日の会合では、これまで明らかになっているデータが整理されました。その中には、一〇〇ミリシーベルトより低い放射線量でも短時間に浴びた場合、影響が出るという論文も複数あったといいます。

七月一日付の『朝日新聞』によると、具体的には、「胎児期に医療上のX線を一〇ミリシーベルト浴びた時、一五歳までの小児がんが一七〇〇人に一人発生する」としたＩＣＲＰの報告書や、「不確実ではあるが、一〇ミリシーベルトを一度に浴びた胎児で、小児がんのリスクを増加させる」という調査研究などだといいます。これらは、これまでの医学会の常識を覆すものとして注目されます。

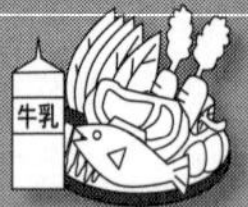

13 今後十〜二十年でがんは増えるのか？

なぜがんは増えたのか？

放射性物質の健康影響でもっとも心配されるのは、がんが増えるのではないかということです。今や日本人の三人に一人ががんで死亡しているというのは紛れもない事実です。男性の場合、二人に一人ががんを発症するといわれています。それにしても、どうしてこんなにがんになる人が増えてしまったのでしょうか？

図13―1は、一九四七年から二〇〇二年までの死亡率の推移を表したものです。戦後すぐの時には、結核や肺炎など感染症で死亡する人が多かったことが分かります。ところが、それらは急激に減っていき、それに代わって脳血管疾患、心疾患、そしてがん（悪性新生物）が増えていることが分かります。

一九六〇年頃から始まった高度経済成長期以降もそれらは増え続けていきますが、脳血管疾患は一九七〇年頃から減り始めます。脳血管疾患は、主に脳の血管が切れる脳出血と血管が詰まる脳梗塞がありますが、栄養状態がよくなって血管が切れるケースが少なくなり、脳出血が減っていったためです。

一方、がんと心疾患は増え続けています。心疾患は環状動脈が詰まる心筋梗塞や狭心症、不整脈などが主ですが、食生活の欧米化にともなって動脈硬化を起こす人が増えています。そのため、心筋梗塞や狭心症でなくなる人が増え続けているのです。

では、がんはどうして増え続けているのでしょうか？　それにはいろいろな説があります。ある研究者は、「環境汚染が原因している」といっていますし、別の研究者は、「環境汚染は関係ない。日本人の寿命が延びたので、がんになる人も増えたのだ」と主張しています。あるいはたばこが最大の原因という人もいます。喫煙が肺がんを増やしていることは間違いありません。したがって、たばこががん増加の一因であることは間違いないでしょう。

放射線が白血病を起こした

では、放射性物質の影響はどうなのでしょうか？　放射線は、化学物質、ウイルスと並ぶがん発生の原因であることは誰もが認めていることです。放射線が細胞の遺伝子に障害をもたらし、その結果突然変異が起こり、細胞のがん化につながっているのです。

放射線ががんを増やすことは、広島や長崎で原爆によって被曝した人を調査することで明らかになっています。被曝した人の中から早い時期に白血病の患者が出ました。また、そのほかの人の場合も、高齢化してがん年齢になった時に被曝しなかった人よりも高い割合でがんになっていることが分かっています。

白血病とは、血液を造る組織が腫瘍化し、病的な血球（白血病細胞）が現われて、肝臓や脾臓、腎臓などの主な臓器に白血病細胞が入り込み、さらに出血や感染などを起こして、死にいたることもある病気です。

原爆被爆者の健康影響を日米共同で調査している放射線影響研究所では、原爆被爆者一二万人を対象に一九五〇年から追跡調査を行なっています。その結果、二〇〇ミリシーベルト以上の放射線を受けた場合、線量が増えるにしたがってがんになる人が増えることがはっきり分かったのです。

白血病の発生は、被曝後五年から一〇年くらいの時がもっとも高く、その後は時間の経過とともに低くなっていきます。また、被曝の年齢が若い人ほど白血病になる割合が高くなっています。それだけ若い人は放射線の影響を受けやすいということです。

とくに白血病の中でも、急性リンパ性白血病、急性骨髄性白血病、慢性骨髄性白血病は、放射線量に比例して増加しています。骨髄は赤血球や白血球などを作る造血組織です。この細胞が放射線によってがん化して、白血病になったと考えられます。

図 13-1　死亡率の推移（1947 年～2002 年）

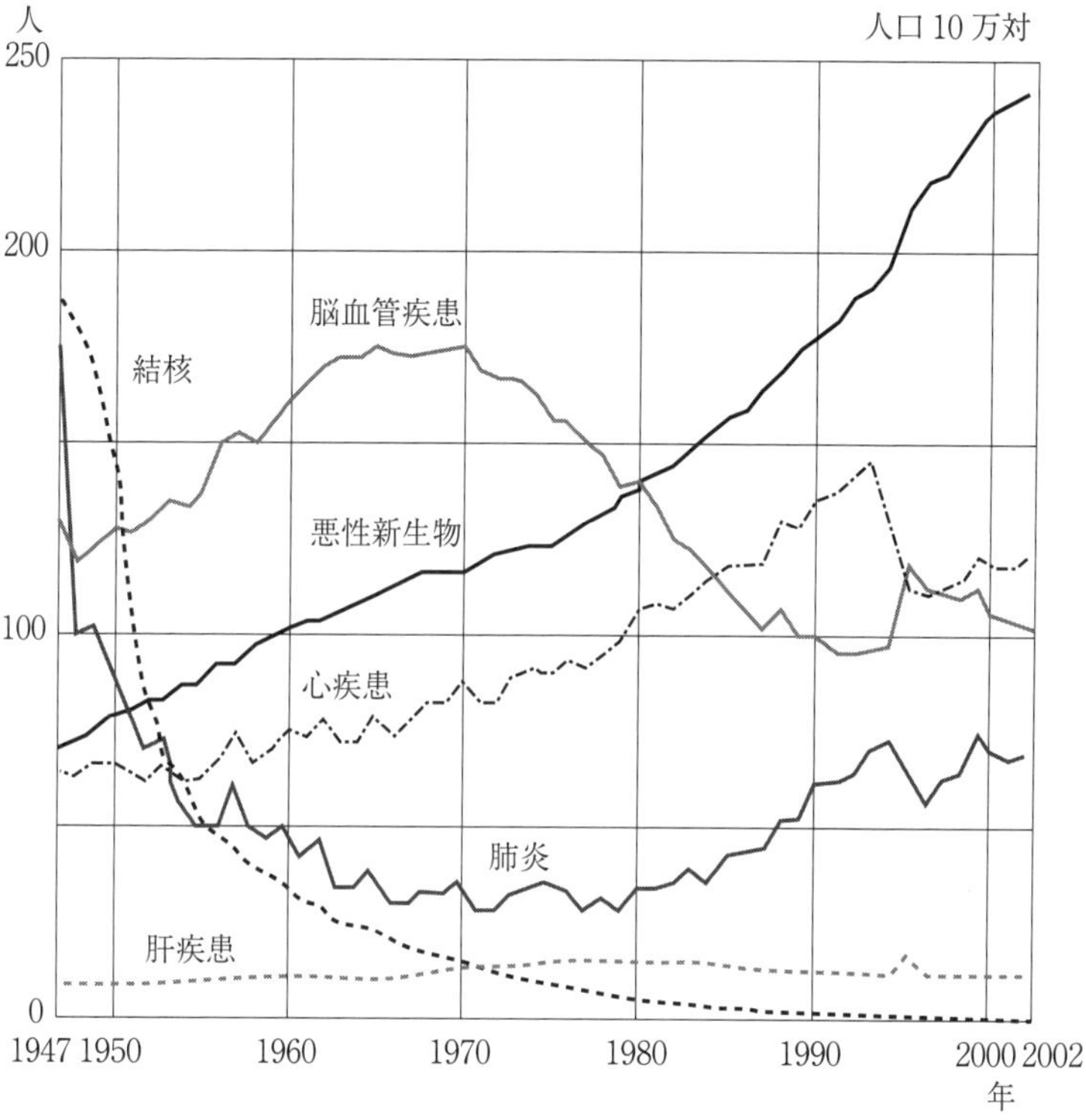

出典）（財）がん研究振興財団発行『がんの統計 '03』

乳がんや肺がんなども発生

では、白血病以外のがんと放射線との関係はどうなのでしょうか？　広島と長崎の調査では、乳がん、甲状腺がん、消化器（食道、結腸、胃、肝臓）のがん、肺がん、卵巣がん、皮膚がん、膀胱がんなどについて、高線量の場合、放射線量に比例してがん発生が増加しています。線量に比例しているということは、放射線が原因であることはまず間違いないということです。

なお、これらのがんの増加は、被曝してから一〇年目くらいから始まって、今も続いているといいます。

これらは外部被曝に加えて内部被曝も原因していると考えられます。つまり、呼吸や水、食べ物とともに放射性物質が体内に入ってきて、それらが血流に乗って全身を巡り、やがて乳房、甲状腺、消化器などに溜まって、そこで放射線を出し続けたことによって、細胞ががん化したと考えられるのです。

一方、増加が見られないがんもあります。すい臓がん、胆のうがん、直腸がん、子宮がん、骨肉腫などです。

これらは原爆の放射線による発生の増加は認められていません。理由はよく分かりませんが、これらのがんでは、もっとほかに発生の原因となるものがあるため、それによって放射線の影響が見かけ上打ち消されたような状態になっているのかもしれません。

被曝線量とがん発生は比例する

広島・長崎のがん発生率調査では、白血病を除いたがんの合計で見ると、二〇〇ミリシーベルト以上の高い放射線を浴びた場合、がんの発生率の線量の増加とは比例関係にあります。そして、被曝線量が一〇〇〇ミリシーベルトの場合、がんの発生率は自然発生率の一・六倍に達していました（図13―2）。とくに乳がんは二・六倍、肺がんは二倍になっていました。おそらく母乳が作られる乳腺に放射性物質が溜まりやすいのでしょう。また肺の場合は、呼吸によって放射性物質がたくさん入ってくるので、それだけ影響を受けやすいのでしょう。なお、図13―2に固形がんとありますが、これは白血病のような血液のがんを除いたがんのことです。

一方、白血病はどうなのでしょうか？　前にも書いたように被曝した放射線量が多くなると、白血病の発生率も高くなり、とくに線量が高くなると、急増していました。また、被曝した時の年齢によって、発生率に違いが見られました。

平均すると、一〇〇〇ミリシーベルトの被曝で、自然発生率の四・四倍の増加となっていましたが、年齢別に見ると、二〇歳以上で被曝した人の平均が三・七倍であるのに対して、二〇歳未満で被曝した人は六・一倍となっていました。明らかに若い人のほうが白血病になりやすいことがわかります。

それから放射線の影響で重要なことは、一度に大量に被曝するか、あるいはジワジワと少しずつ被曝するのかということです。原爆による被曝は、一度に大量に被曝したことになります。一方、今回の原発事故による被曝は、呼吸や水、食べものなどから微量の放射性物質を摂取して、ジワジワと被曝を受けることになります。

当然ながら、同じ放射線量を浴びた場合でも。一度に浴びた方がジワジワと浴びるよりも影響が強く現われます。これは、動物実験で確認されています。たとえば、実験動物に対して、三〇〇〇ミリシーベルトを一分間に浴びせた場合と、一日に一〇ミリシーベルトを三〇〇日に渡って浴びせた場合、後者のがん発生率は、前者の三分の一から一〇分の一くらいになることが分かっています。

細胞の遺伝子は、傷害された場合に修復する機能が備わっています。そのため、少しの放射線を時間をかけて浴びた場合、遺伝子が修復されるため、突然変異を起こす割合が少なくなります。ところが、一度に大量の放射線を浴びると、修復が間に合わずに突然変異が起こりやすくなります。そのため結果的に、がんになる確率が高まると考えられます。

「低線量でもがんになる」

では、いったいどのくらいの放射線量を浴びると、がんが発生するのでしょうか？　前にも書いたように二〇〇ミリシーベルト以上を浴びると、がんが明らかに増加することが分かっています。

図13-2　放射線の量とがん発生の関係（全固形がん）

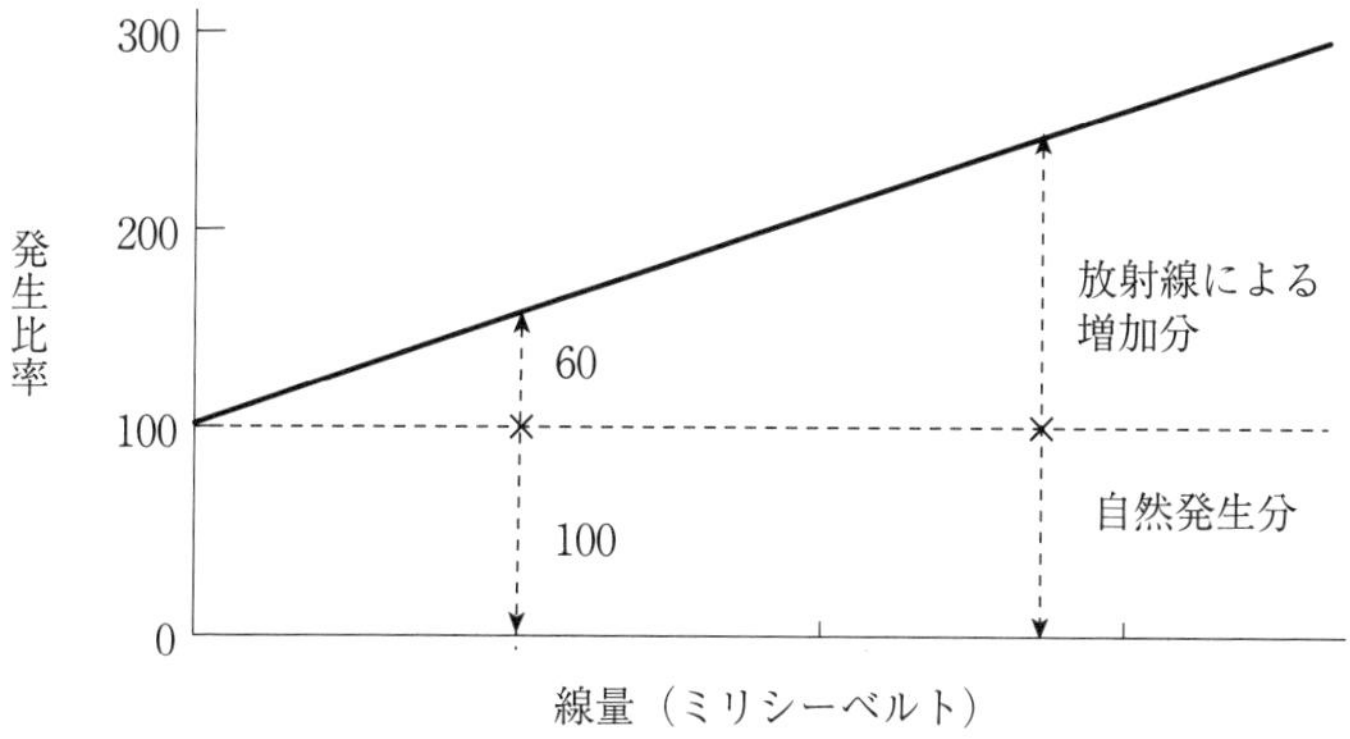

UNSCEAR 1993 報告
出典）（財）放射線影響協会発行『放射線の影響がわかる本』

ＩＣＲＰなどによると、一〇〇ミリシーベルトを浴びた場合、致死性のがんになる割合が〇・五％上昇するとされています。これをどう受け止めたらいいのでしょうか？「〇・五％程度ならたいしたことない」と受け止めるのか、「それだけ高まるのは大変なことだ」と受け止めるのか？　人それぞれで違うと思いますが、できれば「一〇〇ミリシーベトなんて数値は浴びたくない」というのが、誰もが抱く気持ちでしょう。

一〇〇ミリシーベルトを一年間に浴びるということは、原発内で作業をする人でない限り、通常はありえないでしょう。仮に一時間あたり一マイクロシーベルトの被曝を一年間受けても、八・七六ミリシーベルトということになります。ちなみに、一時間に約一一・四マイクロシーベルト被曝すると、年間一〇〇ミリシーベルトになります。

しかし、問題なのは一〇〇ミリシーベルト以下であっても、がんの発生確率は高まるのではないか？　高まるとしたら、どの程度高まるのか?、ということだと思います。

『患者よ、がんと闘うな』（文藝春秋刊）の著書で知られる慶応大学医学部講師の近藤誠氏は、「私はこれまでの研究から、何ミリシーベルトだから大丈夫ということはいえないと考えています。被曝量に直線的に比例して発がん率は増えています。何ミリシーベルトだから安全という『しきい値』はありません。低線量でもがんになる人はなります」（『アエラ』二〇一一年六月一三日号）と述べています。

さらに近藤氏は、「日本を含む世界一五カ国の原子力施設の作業従事者四〇万人を調べた別の調査によると、全体の九〇％が五〇ミリシーベルト以下の被曝量だったにもかかわらず、積算線量が一〇ミリシーベルト増えるごとに、発がん死亡率が〇・九七％ずつ増加することが分かりました」（同誌）とも指摘しています。つまり、一〇〇ミリシーベルト以下の被曝でも、発がんの確率は高まると言うことです。

影響があるともないともいえない

6章で千葉県松戸市の測定データを紹介しました。五月二五日の時点で最高値が毎時〇・五七八マイクロシーベルトでした。これは放射性セシウムが発する放射線と考えられます。したがって、何年かはこの値が続く可能性があります。

仮にこの線量を一年間浴び続けたとすると、五・〇六三ミリシーベルトなります。これはたまたま松戸市のデータですが、千葉県内のほかの市町村でも、あるいは茨城県や栃木県、東京都の市町村でも同程度の被曝を受ける地域はかなりの数あるでしょう。またこれ以上の被曝を受ける地域もあるでしょう。

もちろん福島県内では、伊達市や福島市、郡山市などもっと高線量の被曝を受けている地域がたくさんあります。政府は六月末になって、伊達市の九〇～一〇〇世帯について、特定避難勧奨地点として、住居単位で避難を促すことを決めました。これは年間被曝量が、二〇ミリシーベルトを超える恐れがあったからです。

では、年間二〇ミリシーベルト以下ではどうなのでしょうか？　たとえば松戸市のように年間五ミリシーベルト程度被曝した時、がん発生率の増加はあるのか、ないのかということがポイントになると考えられます。

関東や東北に住んでいる人たちは、「それで、実際にどうなの？」という気持ちでしょうし、千葉県北部に住んでいる私としても同じ気持ちなのですが、残念ながらこれにきちんと答えられる研究者はいないでしょう。

年間一ミリシーベルトが基本

前にも書いたように ＩＣＲＰは、一般市民が一年間に浴びてよい人工放射線の限度を一ミリシーベルトと勧告しています。これが一つの目安になるでしょう。つまり、これ以下ならまず影響はでないと考えられます。

これを一時間あたりに単純換算すると、〇・一一四マイクロシーベルトとなります。この程度なら、ほぼ問題はないということになるでしょう。この値を超えるか否かは、実際に測定してみないと分からないのですが、最近各自治体では住民の要望に応えて、各地域ごとに放射線量を測定してデータを公開していますので、それを参考にされたらよいと思います。

もし住んでいる地域が、それを超える値であった場合は、できるだけ窓を閉めてほこりなどが入ってこないようにしたり、草むしりの際にはマスクをする、帰ったらうがいをするなど、放射性物質を吸い込まないような工夫をするようにしたほうがよいでしょう。

ちなみに私の住んでいる町でも、自治体が独自に放射線量を地上五〇センチと一メートルで測定していて、六月中旬の時点では大半の地点で毎時〇・一一四マイクロシーベルトを超えていました。おそらく私の家の周りも同じような状況でしょう。

私は、原発事故当時からなるべく窓は開けないようにして、周辺の農道を散歩することなども控えるようにしていますが、今後もしばらくはこれを続けなければならないようです。

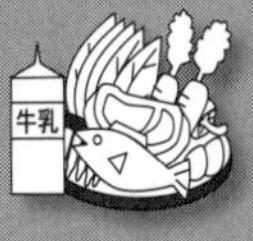

14 浜岡原発停止の衝撃

首相が運転停止を要請

二〇一一年五月六日、原子力業界に衝撃が走りました。菅直人首相が中部電力の浜岡原子力発電所（静岡県御前崎市）の稼動中の4号機と5号機の運転停止を要請したと発表したのです。3号機は定期検査中で、それも運転中止を要請。なお、1号機と2号機は二〇〇九年一月から老朽化のため廃炉の手続きが進められており、稼動はしていません。

菅首相は、六日の夜に記者会見して、「国民の安全と安心を考えてのこと。浜岡原発で重大な事故が発生した場合、日本社会全体におよぶ甚大な影響を併せて考慮した」と強調しました。

停止要請の最大の理由は、東海地震が発生して浜岡原発が福島第1原発と同様な大事故を起こす心配があることでした。菅首相は、「三〇年以内にマグニチュード八程度の地震が発生する可能性が八七%という数値も示されている」と述べました。

浜岡原発は、中部電力が保有する唯一の原発です。1号機の運転開始は一九七六年、2号機は七八年からです。続いて3~5号機が建設されて、運転が開始されました。中部電力が発電したり他社から受けたりした電力量実績は、二〇一〇年度速報値で一四二三億キロワット時で、そのうちの一五三億キロワット時が浜岡原発の発電電力量でした。

これまでも浜岡原発は、発生が予測されている東海地震の震源域近くにあるため、その安全性が問題視されていました。東海地震は、駿河湾から九州にかけての海底の溝である「南海トラフ」沿いで起こる地震の一つです。この西側には、東南海地震の震源域があり、さらに西には南海地震の震源域があります。

中部電力が停止を決定

政府の地震調査委員会は、今後三〇年以内に東海地震が発生する確率を八七%としています。地震には周期があるとされており、同調査委員会は最後の地震からの経過期間と過去の周期に基づいて、二〇〇四年の時点で、三〇年以内の地震の発生確率を八四%としていました。その後七年が経過し、二〇一一年一月の時点で八七%となったわけです。

中部電力では、福島原発の事故を教訓に高さ一五メートル以上の防潮堤を、二~三年後に完成させることを目指していました。浜岡原発の海側には高さ一〇メートル程度の砂丘がありますが、今回の大震災と同程度の津波が来れば、それではとても防ぐことができないからです。

東海地震の今後三〇年間の発生確率八七％という数値は、あくまで予測値であって、三〇年間地震が起こらないかもしれませんし、逆に一～二年の間に起こるかもしれません。もし今回のような大地震が発生して津波が浜岡原発に押し寄せ、福島原発と同様な事故が発生したらどうなるのでしょうか？　もう日本は持ちこたえられなくなるかもしれません。そこで、菅首相は思い切った決断をしたのでしょう。

菅首相の要請を受けた中部電力では、五月九日に開いた臨時取締役会でそれを受け入れることを決定しました。これに先立って中部電力の水野明久社長は海江田万里・経済産業相と電話で会談し、「防潮堤の建設など地震・津波対策が完了した時の浜岡原発の運転再開」「原発停止に伴って生じる追加費用軽減への支援」「電力の需給バランスが崩れることへの支援」など五項目について確認したと報じられました。

それでも事故は起こりうる

浜岡原発は、中部電力の発電電力量の約一五％を占めています（二〇一〇年度実績）。したがって、それを停止するとなると、ほかの発電所でカバーしなければなりません。そのため、停止中の武豊火力発電所（愛知県武豊町）３号機を急遽稼動させて、さらに大震災や原発事故で発電量が不足している東京電力や東北電力に電気を回すのを取りやめることになりました。

中部電力では、五月一三日から原子炉停止の作業に入りました。まず稼動中の4号機（一一三・七万キロワット）で制御棒が完全に入って、一三時五六分に原子炉が停止しました。一〇〇度以下の冷温停止状態になるのは、翌日になる見込みとのことでした。

さらに、一四日には5号機（一三八万キロワット）の原子炉が一三時に停止しました。そして、翌日の正午過ぎには、冷温停止状態になったと発表されました。

これで、大地震や大津波が来ても、福島第1原発のような大惨事になる可能性はほぼなくなりました。ただし、この後も冷却システムによって核燃料棒を冷やし続けなければならないので、まったく安全な状態になったというわけではありません。福島第1原発4号機のように、燃料棒を冷やすことができなくなれば、建屋の爆発や火災ということも起こりうる状態なのです。

悪夢を再び繰り返さないために

現在、日本には全部で五四基の原発がありますが、浜岡原発が停止し、また以前から定期検査中の原発が多く、今回の事故の影響で運転再開が難しくなっている原発もあるため、二〇一一年七月上旬の時点で三五基が停止しています。しかし、福島第1原発の1～3号機が冷温停止状態になり、4号機も燃料貯蔵プールが安全な状態になれば、おそらく停止している全国の原発も徐々に稼動するようになるでしょう。

日本政府のエネルギー計画では、二〇三〇年までに原発を一四基以上増やして、原発の発電量の五三%にするという計画で、すでに建設中のものもあります。しかし、今回の事故によって反原発の世論が高まったため、方針を転換して現状維持の三〇%程度にする方向になっています。ただそれでも、今後も日本全体が原発に囲まれているという状態には変わりなく、現在停止中の原発が稼働し、再び「想定外」の災害に襲われれば、福島原発の悪夢が繰り返されることになるのです。

それをくり返さないためには、日本にあるすべての原発を停止するしかありません。原発が運転されている限り、事故を起こす可能性はなくならず、再び大惨事が起こる可能性も常にあるのです。

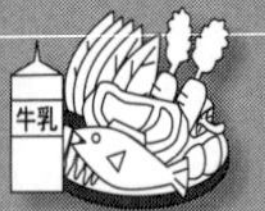

15 今こそ原発停止を！

ドイツは原発全廃を決定

福島第1原発の事故を深刻なものと受け止めて、すべての原発を廃止することを決めた国があります。ご承知の方も多いと思いますが、それはドイツです。ドイツは、ＥＵ（欧州連合）のなかでも、環境問題への取り組みがもっとも進んでいる国です。議会も、環境重視の政策を掲げる緑の党の勢力が強い状況になっています。それでも、現在原発が一七基稼動しています。それをすべて廃止しようというのです。

メルケル首相は、どちらかといえば原子力発電推進派でした。ところが、福島第1原発の事故によって、国民の反原発の世論が高まったことで、それまでの方針を転換したのです。

メルケル首相は、六月三日にベルリンの首相官邸で国内一六州（特別市を含む）の州首相と会談し、二〇二二年までに脱原発を約束し、再生可能エネルギーを推進する方針を示したのです。

そして、メルケル政権は六月六日、遅くとも二〇二二年までに国内にある一七基の原発をすべて廃止する方針を閣議決定しました。同国では、福島原発事故後にすでに八基が停止しており、稼動しているのは九基となっていました。計画では、それらの八基についてはそのまま廃止し、稼動中の原発については、一五年と一七年と一九年とそれぞれ一基、二一年に三基と段階的に廃止し、最新型の三基は二二年に廃止するとなっています。

しかし、ドイツの電力会社は、「メルケル政権が今年から導入される原発設置事業者への核燃料税を廃止しないのは違法だ」（『産経新聞』二〇一一年六月七日付）として、ドイツ政府を提訴する構えを見せているとのことで、政府の脱原発政策に激しく反発しているといいます。

イタリアも脱原発

もともと原発に対する反発の強いドイツでは、今回の決定に賛同する国民はひじょうに多く、もう脱原発の流れは止められないようです。

ちなみにドイツの連邦議会は二〇一一年六月三〇日、二〇二二年までに国内に一七基ある原発を閉鎖する原子力法改正案を可決しました。これによって、全ての原発が閉鎖されることが決まりました。

ドイツは脱原発を決めましたが、ほかのEU諸国はどうなのでしょうか？　加盟二七カ国のうち原発があるのは、一四カ国で全部で一四三基に達します。もしこれらの原発のうち一つでも福島第1原発クラスの事故が発生すれば、EUの広範囲の地域が汚染されることになります。

イタリアでは、一九八六年に発生したチェルノブイリ原発事故のあと、脱原発に舵を切りました。そのため、国内に五基あった原発はすべて停止しています。しかし、ベルルスコーニ政権は二〇〇九年、電力の一割強が輸入という状況を変える必要があるとして政策を転換し、原発の新規計画を含む原発関連法を制定しました。

これに対して野党側は、原発関連法の是非を問う国民投票を目指して署名集めを開始し、二〇一一年六月一二日から国民投票が実施されました。投票率が五四・七九%に達したため成立し、結果は、原発凍結賛成が九四・〇五%、凍結反対が五・九五%でした。これによって、原発の再稼動や建設は困難になったのです。

EUの原発対策

一方、ドイツやイタリアの対極にあるのが原発大国フランスです。現在同国には、五八基もの原発があり、国内の発電量の約八割を占めています。そして、ドイツやイタリア、スペインなどに電力を輸出しています。

フランスでは、福島原発以降も原子力に依存する方針を変えていません。むしろ、自国の原発施設の安全性の高さを強調して、外国への装置や機械の売込みを活発化しています。

　このままフランスが原発を推し進め、近隣諸国に電力を供給することを名目に新たに原発の建設を続ければ、ＥＵ全体の脅威は少しも減らないことになります。これではドイツやイタリアが原発を廃止しても、あまり意味がないことになります。

　しかし、フランスでは原発を停止させることは今の状況ではおそらく不可能でしょう。あまりにも原発依存の大きい国になってしまったからです。したがって、極力安全性を確保し、これから長期的な視野で原発をどうするか、考えていくしかないでしょう。

　ＥＵ全体では、原発の安全性に対する懸念が強まっていて、加盟二七国にあるすべての原発で二〇一一年のうちに安全性検査（ストレステスト）を行なう方針を打ち出しました。国境沿いに建設された原発も少なくなく、ひとたび大事故が発生すれば、その国の問題だけではなくなります。したがって、加盟国全体が検査を実施して、リスクを低減させなければならないのです。

　ただし、リスクをどこまで想定するかで加盟国の主張は分かれるようです。地震や津波、洪水などを想定するのは当然ですが、テロや戦争による原発の攻撃というところまで想定するべきかは国によって意見が分かれるようです。ドイツやオーストリアはテロ対策を含めることに賛成していますが、フランスは反対の意向を示しているといいます。

　二〇一一年六月七日、パリで原子力安全に関する閣僚級会合が開催されました。これは、会合の前に行なわれた主要国首脳会議（Ｇ８）の議長国だったフランスが呼びかけて実現したもので、合計三三カ国と国際機関代表が参加しました。

この会合では、福島第1原発事故を教訓として、原発を保有するすべての国がストレステストを実施するように求める議長総括がまとめられました。議長を務めたフランスのエコロジー相は、①原子力安全関連条約の拡充など国際的枠組みの強化、②国際原子力機関（ＩＡＥＡ）の権限拡大などを通じた国際協力、③原発そのものの安全性強化の必要性――を強調しました。

ＥＵでは、福島第1原発の事故を契機として、原発に対して厳しい目が向けられており、安全性を確保するための対策が進められているようです。

悪夢を二度と見たくないなら

さて、日本はどうでしょうか？　長年の自民党政権が原発を推進してきたため、すでに原発に依存した電力供給の状況が作られてしまっています。確かにいきなり原発をすべて廃止すれば、産業界や各家庭で混乱が生じることになるかもしれません。

朝日新聞社が四月一六日と一七日に行なった全国定例世論調査（電話）では、原発の今後について聞いたところ、「増やす方がよい」五％、「現状程度にとどめる」五一％、「減らす方がよい」三〇％で、「やめるべきだ」一一％という結果でした。

原子力発電の利用の賛否では、「賛成」五〇％、「反対」三二％で、「反対」の層でも、原子力発電の今後について二〇％の人が「現状程度にとどめる」と答えていました。「反対」の人でも、こうした意見の人がいるのは、やはりすでに原発依存の国の体質を認めざるを得ないと感じている人が多いからでしょう。

しかし、何度も言うようですが、原発がある限り悪夢が再び繰り返される可能性は否定できないのです。今回の事故が起こった際に、「想定外」という言葉が専門家の間から聞かれました。近くでマグニチュード九の地震がおこることも、一五メートルに達する津波が襲ってくるのも「想定外」であり、事故を防げなかったのは仕方のないことだと、いわば責任逃れをしていました。

今回と同じ事故を繰り返さないためには、二度と「想定外」という状態に陥ってはならないのです。もう「想定外」は許されないのです。したがって、あらゆるリスクを考慮して対策を立てていかなければならないのです。

原発事故のリスクはたくさんあります。地震もそうですし、津波もそうですし、そのほか飛行機の墜落事故、テロによる攻撃、さらに戦争が勃発して原発が敵側から攻撃されたらどうなるのか？

しかし、はたしてすべてのリスクを想定した安全対策など、実現可能なのか、はなはだ疑問です。もし想定外のことが日本のどこかの原発で発生し、再び悪夢が繰り返されるとしたら、日本は壊れてしまうかもしれません。そうならないためには、すべての原発を停止するしかないのです。

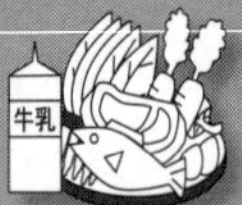

16 高速増殖炉「もんじゅ」は即刻廃止すべき

水の代わりにナトリウムを使う

一九九五年一二月八日、福井県敦賀市にある動力炉・核燃料開発事業団（当時）の高速増殖炉「もんじゅ」（出力二八万kW）が起こした火災事故をご記憶の方も多いでしょう。冷却装置の配管から冷却材のナトリウムが漏れ出し、空気中の水分と反応して火災が発生したのです。この事故によって、「もんじゅ」は運転停止しました。

次世代原発といわれる高速増殖炉。通常の原子力発電は、「軽水炉」といい、冷却材に「水」を使います。ウラン２３５を原子炉内で核分裂させ、その際発生した熱で冷却材である水を加熱し、蒸気を発生させ、それでタービンを回して発電します。原子炉内の水を沸騰させ、その蒸気で直接タービンを回すタイプを沸騰水型といい、福島第1原発の1〜4号機はこのタイプです。

「軽水炉」と「高速増殖炉」の最大の違いは、冷却材の違いにあります。高速増殖炉は、水ではなく、金属を使い、通常はナトリウムが使われています。

高速増殖炉の「高速」とは、中性子が「高速」で飛び交うという意味です。燃料のプルトニウムに中性子を高速でぶつけると、そこから中性子が飛び出し、プルトニウムを包むように置かれたウラン238（放射性でない）に吸収されて、燃料以上のプルトニウムを作り出します、すなわち「増殖」します。そのため、高速増殖炉といわれているのです。

なぜ水ではなくナトリウムを使っているのかというと、冷却材に水を使うと、中性子がぶつかってスピードが落ちてしまうのです。そうなると、ウラン238にぶつかっても、プルトニウムができにくくなります。そこで、スピードのおちにくいナトリウムなどの金属が使われるのです。しかし、このことが、高速増殖炉の危険性が軽水炉に比べて数段高い原因でもあるのです。

ナトリウムは非常に危険

ナトリウムは常温では固体で、融点は九七・九度Cです。塩化ナトリウムや硝酸ナトリウムなどの化合物として、自然界に広く分布していますが、ナトリウム自体は危険性が高い金属です。空気中の水分や酸素と激しく反応して、爆発や火災を起こすからです。そのため、もともと冷却材に使うこと自体に相当な危険性があるのです。

さらに、液状にするためには、ナトリウムを常に高温に保たなければならず、複雑な形の配管の中を高温の金属が流れることになり、配管への負荷が大きくなります。そのため、配管の腐食や断裂などを起こしかねないという危惧がありました。

そして、その危惧は現実となったのです。配管の一部が破損してナトリウムが漏れ出し、空気中の水分と反応して火災を起こしたのです。

「もんじゅ」の冷却系は、一次冷却系と二次冷却系に分かれています。一次冷却系を流れるナトリウムは、原子炉内で加熱され、放射能を含んでいるため、ひじょうに危険です。そこで、熱交換機によって二次冷却系のナトリウムに熱を伝えます。このナトリウムには放射能は含まれていません。二次冷却系のナトリウムの熱によって、蒸気発生器の水が沸騰して蒸気が発生し、それによってタービンを回して発電するのです。

事故は、二次冷却系で発生しました。配管のある箇所に温度計が挿入されていましたが、それを保護する「さや管」が折れて、配管からナトリウムが漏れてしまったのです。配管中の高温のナトリウムの流れによって、「さや管」が激しく振動して金属疲労を起こし、破損したのです。この火災事故で、「もんじゅ」は運転を停止したのです。

設置許可無効の高裁判決

この事故を受けて、周辺住民たちは、「もんじゅ」の原子炉設置許可の無効を求めて裁判を起こしました。そして二〇〇三年一月、名古屋高裁・金沢支部は「国の安全性審査の瑕疵（かし）により、炉心崩壊などの事故が起き放射性物質が環境へ放出される具体的危険性は否定できない」として、国の設置許可は無効との判決を下しました。

ところが、国はこの判決を不服として上告し、二〇〇五年五月、最高裁は、「国の安全審査に看過できない過誤や欠落があったとはいえず、設置許可は違法ではない」として、高裁判決を破棄し、国の許可は正当との判決を下したのです。この判決で、「もんじゅ」は廃炉になるのを何とか免れました。

一九九五年の火災事故以後、長らく放置された観のあった「もんじゅ」ですが、日本原子力研究開発機構（動力炉・核燃料開発事業団を改組した核燃料サイクル開発機構と日本原子力研究所が統合）では、二〇〇五年五月から、運転再開に向けて、安全性確保のための設備・機器の点検を開始しました。漏洩監視システム機能試験や一次冷却系、二次冷却系に関する試験など各種の試験を行ない、二〇〇七年八月からは、長期間停止していた機器・設備を含めたプラント全体がきちんと機能するかを調べる、「プラント確認試験」を開始。この試験は二〇〇八年八月に終了し、本来なら一〇月には「もんじゅ」の運転再開を予定していました。

ところが、相次いでトラブルが発生しました。ナトリウム漏洩検査器の誤作動が続き、検査器の製造ミスや取り付けミスなども明らかになったのです。ナトリウム漏洩は、高速増殖炉にとって最大の問題点です。それを監視する検知器がきちんと機能しないのでは、運転再開など実現できるはずがありません。こうしたトラブルによって、「プラント確認試験」は遅れ、終了は一〇月に変更されて、運転再開は二〇〇九年二月からに延期されたのでした。

フランスの大失敗

しかし、運転再開に対して周辺住民は不安を募らせ、複数の住民団体が、運転再開の中止を、敦賀市や経済産業省・資源エネルギー庁に要望しました。その理由として、「もんじゅ」の地下には活断層があって大地震が起こる危険性がある、プルトニウムが核兵器に転用される可能性がある、巨額の費用がかかる――ことなどをあげています。

「もんじゅ」は即刻廃止すべきです。なぜなら、高速増殖炉は通常の原発よりも危険性が数段高く、しかも実用化することは極めて困難であり、結局は莫大な税金が費やされるだけで、何も得られない結果になる可能性が高いからです。それは、これまでの諸外国の高速増殖炉をめぐる動きを見てもほぼ間違いないことなのです。

高速増殖炉の開発に最も熱心だったのは、フランスです。しかし、その計画は完全な失敗に終わっています。同国では、実験炉「ラプソディー」、原型炉「フェニックス」、そして世界で唯一の実証炉「スーパーフェニックス」（一二〇万kW）を建設しました。

ところが、「スーパーフェニックス」は運転を開始したものの、「もんじゅ」と同様にナトリウム漏れによる火災、ナトリウムへの空気混入などの事故を繰り返したため、一九九〇年に稼動停止となったのです。

一九九四年八月に何とか運転を再開しましたが、その目的は増殖炉としてではなく、核廃棄物を燃焼させる「実験炉」というものでした。その後、「スーパーフェニックス」を評価する諮問委員会が、「高速炉の工業的発展は二〇五〇年より先に持ち越される」と、高速増殖炉の将来的な商業化を否定したため、フランス政府は一九九八年二月に閉鎖を決定し、同年一二月に運転を終了しました。結局、それまで費やされた費用や労力はすべて無駄となったのです。

米も英も独も開発断念

アメリカも状況は似ています。同国では、諸外国に比べ早くから高速増殖炉の開発に取り組み、実験炉を建設・稼動し、また原型炉の建設も開始しました。しかし、それらはすぐに中止されたのです。

その後、高速増殖炉の実用化について検討がなされ、莫大な費用を投じても商業炉として採算がとれず、さらに核拡散を引き起こす懸念があることから、一九九四年に、アメリカ政府は高速増殖炉を含む核燃料サイクルの研究・開発の中止を決定し、実験炉は閉鎖されました。

イギリスも同様です。実験炉を建設・稼動し、さらに原型炉「ＰＦＲ」が一九七四年に臨界（連鎖的核分裂反応）に達しましたが、その後、ナトリウム漏れ火災、蒸気発生器の破損事故などを起こしたため、イギリス政府は一九八八年に「三〇年から四〇年は高速増殖炉は必要ないため五年後に運転を中止する」ことを決定し、九四年に「ＰＦＲ」は閉鎖されました。

ドイツも、実験炉を建設・稼動し、一九八五年には原型炉「SNR―三〇〇」が完成しましが、市民の反対運動が高まり、また研究者たちも危険性を指摘したため、州政府は稼動を許可せず、九一年には連邦政府が開発の中止を決定しました。

これら諸外国の例からも明らかなように、高速増殖炉の実用化は、ほとんど不可能といっていい状況なのてす。

高速増殖炉は、実用化するまでには、実験炉、原型炉、実証炉、そして最終の商業炉と段階を経なければなりません。それらに費やされる費用、労力、時間は膨大なものです。「もんじゅ」の建設には約五九〇〇億円という巨費が投じられ、事故後の一〇年間の維持費が約一〇〇〇億円程度、改造工事に約一八〇億円、運転を再開した場合、運転費が年間一五〇億円以上かかると推定されているのです。

実用化は夢のまた夢

「もんじゅ」だけでもこれだけの費用がかかるのです。仮に万が一「もんじゅ」の運転がうまくいっても、次は実証炉を建設しなければなりません。仮にそれを建設したとしても、フランスの「スーパーフェニックス」の例でも分かるように、実証炉の運転は多くの困難を伴います。もし「スーパーフェニックス」と同様に火災事故などを起こせば、運転を終了せざるをえず、廃炉という道をたどることになります。そうなった場合、それまでに費やされた費用はすべて水泡に帰してしまうのです。

ちなみに「もんじゅ」は、やっと二〇一〇年五月に運転再開にこぎつけましたが、核燃料のプルトニウムを装着する際に使う「炉内中継装置」が落下するという事故を起こしました。しかも、それを原子炉容器から拾い上げることがなかなかできず、三回トライしてなんとか拾い上げることができたという有様。原子炉を稼動させる前からすでにこんな事故を起こして、それをカバーするのに膨大な費用（九億四〇〇〇万円）と時間がかかっているのです。これ一つとっても、実用化など夢のまた夢なのです。

こんな高速増殖炉に、莫大な税金を投入することは、すぐにも止めるべきです。毎年大量の赤字国債を発行し、まさに「サラ金財政」で何とかしのいでいる日本に、こんな無駄遣いが許されるはずがないのです。

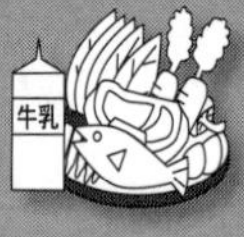

17

各家庭でソーラー発電を

再生可能エネルギーの本命

福島第1原発の事故によって、原発に代わる再生可能エネルギーが注目されています。太陽光、風力、地熱、水力などがありますが、もっとも期待できるのは太陽光発電です。太陽電池を各家庭やビル、工場などの屋根に設置することで、一定の電力をまかなえるからです。

太陽光発電は、これまでの原発や火力発電などの集約型エネルギーの代わりに、分散型エネルギーとして期待できるのです。太陽電池を広大な土地にたくさん設置し、発電所をつくるという構想もありますが、コストや効率の面でおそらく向いていないでしょう。太陽光発電は小規模のものを各地にたくさん設置することで、その威力を発揮すると考えられます。

ちなみに、太陽電池は半導体の一種で、光エネルギーを直接電気に変換するものです。本体は、性質の異なるシリコンを重ね合わせたものです。表面に光が当たると、マイナスとプラスの粒子（電子と正孔）ができて、それらが電線を流れることで電気が生じるのです。

なお風力発電は、日本で普及するのは難しいかもしれません。コスト的な問題はもちろんですが、風が強い地域がそれほど多くないことと、さらに低周波や気流を乱すなどの問題があるからです。

太陽光発電が普及する環境はできつつあります。家庭の太陽光発電で生じた余剰電力を、それまでの約二倍の価格で買い取ることを電力会社に義務付ける「エネルギー供給構造高度化法」が、二〇〇九年七月に可決、成立しました。

我が国での太陽電池の設置は、二〇〇五年度で補助金制度が打ち切られたこともあって伸び悩み、世界一だった全体の設置量が、同年ドイツに追い越されました。そこで、経済産業省は再び世界一の座を取り戻すために、また地球温暖化防止の観点からも、新たな買い取り制度の導入によって太陽電池を普及させて、生産量のアップを図るためにこの法律の制定を目指してきたのです。

買い取り価格が二倍に

この法律で最も注目されるのが、電気事業者に対して、太陽光発電による余剰電力の買い取りを義務付けたことです。買い取り価格については、経産省の総合資源エネルギー調査会・買取制度小委員会で検討が行なわれ、二〇〇九年八月六日に発表されました。その価格は、一般住宅で一キロワット時当たり四八円。自家発電設備を併設している住宅の場合は、三九円。工場や事業所などは、同じく二四円でした。なお、新たな契約の買い取り価格は、発電設備の設置費用が安くなれば引き下げることになっていて、二〇一一年度に契約する場合は、一般住宅で四二円程度になると見込まれました。

それまで電力会社は、太陽光発電の余剰電力を、電気料金と同じ一キロワット時当たり二四円程度で自主的に買い取っていました。したがって、約二倍に跳ね上がることになったわけです。すでに買い取り制度を実施していたドイツの場合、一キロワット時当たり約七一円なので、それにはおよびませんでしたが、フランスの約四五円は上回ることになりました。

当然ながら、電力会社にとっては、買い取りのための費用が増えることになりますが、その費用は、国民全員が負担することになります。つまり、それにかかる費用を全世帯で割って、それが毎月の電気料金に上乗せされるのです。上乗せされる金額は、買い取り量が増える五〜一〇年後には、月五〇〜一〇〇円程度になると見込まれました。

普及のカギは

国内では、この法律が制定された二〇〇九年には、太陽光発電の装置のある住宅は四四万戸程度まで普及しました。さらに新たな制度の導入によって、太陽電池の設置が急激に進めば、政府が描く「二〇二〇年までに三二〇万戸程度まで普及させる」という「夢」も現実になるかもしれません。そうなれば、火力や原発に依存した体質を少しは変えられるかもしれません。

しかし、新たな制度の導入にともなう問題もあります。一つは、電力会社の買い取り費用が電気料金に転嫁されるため、設置しない家庭では、上乗せされる料金分だけ負担が増えてしまうことです。その金額は、年を追うごとに増えていくため、不満や反対の声が強まることが予想されます。

したがって、新制度を進めていくためには、政府が太陽光発電のメリットを国民に十分説明して、理解と協力が得られるようにしなければならないでしょう。

また、どこの家庭でも容易に太陽電池が設置できるような環境を作ることで、不公平が生じないようにする必要があるでしょう。そのためには太陽電池の大量生産体制を整えて、設置費用を現在よりもグンと引き下げなければなりません。また、狭い屋根や敷地でも、太陽電池が設置できるように小型化を図ることも必要です。そのためには、太陽電池のエネルギー変換効率を高めなければならないでしょう。

現在普及している太陽電池の九五％程度はシリコン製で、単結晶シリコンと多結晶シリコンがあります。単結晶シリコンの理論変換効率は二五％と、多結晶シリコンの約一八％に比べて高いのですが、製造コストが高いという欠点があります。したがって、多結晶シリコンの変換効率をもっと高めて、コストの低減化を実現することが必要でしょう。

技術革新で低価格を期待

ともあれ、太陽電池の普及の道筋は、新制度の導入によって作られました。過去のパソコンや携帯電話などの例を見ると、一度市場が活気付くと、すさまじい勢いで技術革新が起こって大量生産化と低価格化が進み、急激に普及が進むことになります。太陽電池の場合も、同様な道筋をたどることは十分期待できるでしょう。

政府は、二〇二〇年までに日本メーカーの太陽電池の世界シェアを三分の一にまで引き上げることで、約一〇兆円の経済効果と約一一万人の雇用創出を見込んでいます。「そんなの夢物語だ」という人もいるかもしれません。しかし、設置量が世界一となったドイツでは、太陽電池をはじめとする自然エネルギー関連産業がすでに二五万人の雇用を生み出し、自動車産業に次ぐ基幹産業に育ちつつあるといいます。したがって、日本政府が描く構想も、あながち夢物語とはいえないのです。

これを実現するためには、政府が太陽光発電をエネルギーの柱に据えるくらいの思い切った政策を打ち出して、業界を活性化させる必要があるでしょう。その手始めとして、まず高速増殖炉を即刻廃止し、その運転にかかる費用を太陽光発電の普及に当ててみてはどうでしょうか？

年間一五〇億円もかかる高速増殖炉の運転費を太陽電池の製造コストの低減化や設置のための補助金に充てるのです。仮に全額を設置のための補助金に使い、一住宅につき一〇万円の補助金を支給したとすると、年間一五万世帯分に当たります。原発以上に危険性が高く、しかも実用化できるかは全く未知数である高速増殖炉に巨費を投ずるよりも、クリーンでしかも確実に電力を生み出す太陽電池の普及に予算を使ったほうが、よほど賢明でしょう。

太陽電池を各家庭の屋根に

また、今後普及が見込まれる電気自動車と太陽電池のセット販売を推進する制度を作ってみてはどうでしょうか。電気自動車は、走行中は二酸化炭素を排出しませんが、そのエネルギーである電気を化石燃料で発電する際には、二酸化炭素を排出します。これでは、温暖化防止には不十分ですし、環境意識の高い消費者にとっては不満が残ります。しかし、太陽電池で発電し、それで走行すれば、完全に二酸化炭素を排出しないことになります。

太陽光発電について、「電力供給が不安定だ」という批判がありますが、それは使い分けをうまく行なうことで解決できます。つまり、太陽光発電は主に家庭の発電に使うようにすればよいのです。蓄電池とセットで設置して、昼間の天気のよい日に発電し、電力を蓄電池にためるのです。そして、家庭で電力消費の多い夜間に使うようにするのです。もし電力が足りなくなったら、電力会社から足りない分を供給してもらいます。

電力会社は、火力発電や水力発電によって生み出した電力を、安定供給が必要とされる工場や事業所に供給するようにします。

現在、原発も含めた総発電量のおよそ三分の一は家庭で消費しているとされます。したがって、家庭の電力を太陽光発電でまかない、残りの三分の二を工場や事業所に供給すれば、今の原発が作っている電力はほとんど必要なくなるでしょう。

「各家庭にソーラー発電を！」――これを合言葉に太陽電池を普及させていけば、製造コストは急激に下がり、さらに政府が補助を行なえば、おそらくどこの家庭でも容易に設置できるようになるでしょう。そうすれば、原発は必要なくなるはずです。

18

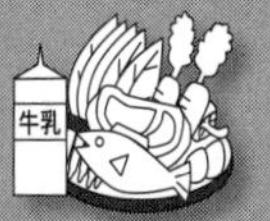

災いは今すぐ封じ込めよう！

地球の基本単位を人間が壊し始めた

福島第1原発の事故によって、私たちは放射性物質の怖さと厄介さを嫌というほど思い知らされました。「こんな思いをするのはもう絶対ご免だ」と思っている人も多いでしょう。

ヨウ素１３１やセシウム１３７、プルトニウム２３９などは自然界には存在しない人工放射性物質です。これらを人間が自分たちの利益のために、無理に作り出してしまったことが、そもそも今回の悲劇の始まりでした。チェルノブイリの悲劇も同様です。

原子力を利用するということは、自然界では起こりえない現象を人間が作り出したということです。自然界では、原子が基本になっていて、それらがいくつか、いろいろな組み合わせによって化合物が作られ、さまざまな物質が作られています。この際、物質を構成する原子は安定していて、壊れることはありません。もちろんウラン238など自然界でも放射線を出しながら崩壊して行く原子はありますが、それはわずかであり、それが人間におよぼす影響もごくわずかです。ところが、人間は莫大なエネルギーを生み出したいがために、自然界の基本単位である原子を壊し始めたのです。ウラン235に中性子をぶつけて、さらにそこからでた中性子を別のウラン235にぶつけることでそれを破壊して、その際に出る莫大なエネルギーを発電に利用するようになったのです。

ちなみに原子爆弾は、一定量のウラン235を瞬間的に核分裂させて、莫大なエネルギーを発生させ、建物などを破壊するというものです。

「これは許される行為なのか?」という根本的な疑問を感じないわけにはいきません。人間はいうまでもなく、地球によって生み出された生き物です。そしてその地球を構成する基本単位が原子です。その原子を人間が勝手に自分たちの利益のために壊してしまう。それは、いわば「生みの親」である地球を構成する単位を壊すということなのです。そして、その究極の破壊行為は、人工放射性物質というこのうえなく厄介で、人類にとってとてつもなく脅威となるものを生み出してしまい、それが実際私たちに耐え難い災いをもたらしているのです。

化学合成物質による環境汚染

ギリシャ神話に「パンドラの箱」という一説があります。パンドラの箱とは、あらゆる災いが封じ込められた箱のことです。それを開けたがために箱の中から災いがでてきて人間界に広がったので、急いでふたをした——というお話です。

これまで人間は三つのパンドラの箱を開けてしまったように思います。一つ目は、化学合成物質を作り出したことです。自然界に存在しない化学合成物質を、人間は石油などから作り出し、地球上にばら撒き続けています。

たとえば、ポリ塩化ビニルやポリスチレン、ペット（ポリエチレンテレフタレート）などのプラスチック類。これらは自然界に存在しません。それがゆえに環境中の微生物はこれらを分解することができません。そのため、木や紙などと違って朽ちることがないのです。そして、道端や野原、公園、林、河川、湖沼、海などに捨てられたプラスチック類はいつまでも分解されることなく、ゴミとなって環境を汚染し続けています。

また、ひと頃環境ホルモン（内分泌撹乱化学物質）として問題になったっＤＤＴやＰＣＢ（ポリ塩化ビフェニール）、ダイオキシンなどの有機塩素化合物も自然界にはないものです。ＤＤＴは、農薬（殺虫剤）として戦後まもなく使われたものですが、土壌中や河川・湖沼、海でも分解されないため、環境中をグルグルめぐって、農作物や魚などを汚染し続けているのです。ＰＣＢは溶剤などに使われたものですが、環境中に漏れ出して、生物を汚染し続けています。

ダイオキシンも然りです。ダイオキシンは、塩素を含む化合物が燃焼、すなわち酸化した際に発生します。そして、いったん環境中に放出されると、いつまでたっても分解されることなく、環境中をグルグルとめぐります。そして、生物濃縮によって、大型動物の体内に蓄積され、汚染します。そして最終的には人間を汚染するのです。ダイオキシンはごく微量で、がんや先天異常を引き起こすといわれています。

排気ガス中の有害化学物質

実は常日頃から多くの人が化学合成物質を環境中に撒き散らしているのです。自動車を運転する人は多いと思いますが、その排気ガス中には一酸化炭素、炭化水素（ベンゼン、トルエン、キシレン、ベンツピレンなど）、窒素酸化物などの有害な化学物質、さらに浮遊粒子状物質が含まれているのです。

ベンゼンは、人間に白血病を引き起こすことが明らかになっている化学物質です。またベンツピレンにも発がん性があります。窒素酸化物は紫外線との反応によって光化学オキシダントを発生させます。光化学オキシダントは人間の目やのどの粘膜を刺激して、呼吸器にも影響をおよぼします。そのため毎年夏になると、全国各地で光化学スモッグ注意報が発令されます。私の住む町でも、毎年発令されています。また窒素酸化物は酸性雨の原因にもなっています

浮遊粒子状物質は、トラックやバスなどディーゼル車の排気ガス中に多くふくまれています。これには発がん性があるのです。こんな実験があります。結核予防会・結核研究所の研究グループが、ディーゼルエンジンの排気ガスを清浄な空気で一〇倍に薄めて、ネズミに吸わせる実験を

行ないました。その結果、黒いディーゼル微粒子が肺に多量に蓄積して、その細胞や働きに異常が認められました。

そして、二年間すわせ続けたネズミの場合、全体の四二％という高い割合で肺腫瘍が発生し、全体の二六％は肺がんになったのです。ネズミが排気ガスを吸い続けることによって、浮遊粒子状物質が肺に蓄積し、それに含まれるニトロピレンなどの発がん性物質が細胞の遺伝子を突然変異させ、細胞ががん化したと考えられます。

化学物質がもたらす災い

化学合成物質のバラまきはほかにもあります。市販の洗濯用洗剤、台所用洗剤、ボティシャンプー（ボティソープ）を使っている人は多いと思いますが、それらには、ＬＡＳ（直鎖アルキルベンゼンスルホン酸ナトリウム）、ＰＯＥＲ（ポリオキシエチレンアルキルエーテル）、ＡＥＳ（アルキルエーテル硫酸エステルナトリウム）などの合成界面活性剤が含まれています。

ＬＡＳは、現在使用されている合成界面活性剤の中でもっとも毒性が強く、催奇形性の疑いがもたれています。また環境中で分解されにくいため、河川や湖沼の魚介類、プランクトン、バクテリア、水生植物などの生息に悪影響をもたらします。ＰＯＥＲは魚に対する毒性が強く、ｐｐｍレベル（ｐｐｍは一〇〇万分の一を表す単位）で魚のエラに障害をもたらし、死にいたらしめます。

ＡＥＳはたんぱく質を変性させる作用があるため、皮膚や粘膜を刺激します。台所用洗剤を使って食器を素手で洗うと、手がひりひり痛みますが、ＡＥＳのせいです。ちなみにボディソープにも、ＡＥＳが含まれています。

日本の農村部ではまだ下水道はほとんど普及していません。そのため、洗濯用洗剤、台所用洗剤、ボディソープなどを使った場合、それらに含まれる合成界面活性剤が河川や湖沼に垂れ流されることになります。その結果、魚介類やプランクトン、バクテリアなどが減ってしまい、汚いどぶ川のような河川になってしまうのです。

プラスチック、農薬、殺菌剤、殺虫剤、自動車排ガス、合成界面活性剤、さらに工場排煙や、工場排水など、私たち人間は毎日大量の化学合成物質を環境中に撒き散らしています。ちなみに全国の約四万の事業所が二〇〇五年度に大気や河川などに排出した化学物質の数は、届け出のあったものだけで三三〇種類にのぼり、その量は二五万トンを超えています（二〇〇五年度ＰＲＴＲデータ）。

環境中にばら撒かれたこれらの化学物質は、空気、河川や湖沼、海、土壌を汚染し続けています。そして、あらゆる生物、そして人間に影響をもたらしています。がん、アレルギー、化学物質過敏症（シックハウス症候群）などが増加していますが、その原因になっていると考えられます。また先天性異常、流産、不妊症などとも関係していると考えられます。

したがって、今後はできるだけ化学物質の環境中への放出を減らして行く必要があるのです。

そうしないと、私たち人間に起こっている様々な弊害を減らすことはできないでしょう。

遺伝子組み換え生物という新生物

次に二つ目のパンドラの箱から飛び出してきたのは、遺伝子組み換え生物です。ある生物の遺伝子を別の生物の遺伝子に組み込むことによって誕生した、これまで地球上に存在しなかった新たな生物――これが遺伝子組み換え生物です。

遺伝子組み換え生物は、一九七三年にアメリカで作られました。これは、大腸菌の中にブドウ状球菌の遺伝子の一部を組み込むというものでした。これをきっかけに、微生物の遺伝子組み換えが欧米や日本を中心に世界各国で行なわれるようになりました。

当初、遺伝子組み換え生物を作り出すことは、「神の領域」を侵すものだという批判がありました。この技術を使えば、自然界には存在し得ない様々な生物を作り出すことができます。例えば人間の遺伝子をもった細菌やウイルス、あるいは昆虫、さらに米や野菜さえも作ることができます。

また、豚の遺伝子をもった牛、牛の遺伝子をもった鯨、金魚の遺伝子をもったネコ、ネコの遺伝子をもったネズミなど自由自在なのです。まさしく「神の領域」を侵す技術なのです。

しかし、こうした批判は退けられ、次々に遺伝子組み換え技術を使って新たな生物が作り出されていきました。それは細菌から植物へ、そして昆虫や魚、動物、そして人間へとどんどん広がっていったのです。

現在アメリカやカナダ、ブラジルなどでは遺伝子組み換えによって作られた作物が広範囲に栽培されています。

それは主に細菌の遺伝子を、大豆、ナタネ、トウモロコシ、ジャガイモなどに組み込んだものです。これらは害虫に食われにくかったり、特定の除草剤で枯れなかったりします。したがって、農家としてはひじょうに栽培しやすいのです。一方で、除草剤に枯れない「スーパー雑草」が誕生して、問題になっています。

すでに遺伝子組み換え大豆やナタネは日本に大量に輸入されていて、食用油などの原料に使われています。

遺伝子組み換え生物を放ってはならない

遺伝子組み換えは昆虫や動物などでも盛んに行なわれています。最近話題になったのは、遺伝子組み換えによって繁殖できないようにした蚊を自然界に放つという、マレーシアでの試みです。

熱帯や亜熱帯では、デング熱という感染症が人々を悩ませています。デング熱ウイルスを運ぶネッタイシマカに刺されることによって発症する病気で、感染すると数日で発熱し、出血をともなって重症化する場合があります。世界保健機関（ＷＨＯ）によると、世界で年間五千万から一億人がデング熱に感染し、二万二〇〇〇人が死亡しているといいます。

そこで、デング熱を媒介するネッタイシマカを絶滅させようという計画が始まったのです。その計画とは、オスのネッタイシマカに致死遺伝子を組み込んで、自然界に放つというものです。オスは複数のメスと交尾します。しかし、このオスと交尾したメスから産まれた卵は、致死遺伝子の作用でふ化することができません。したがって、オスを継続して放てば、子孫はだんだん減っていき、やがてはネッタイシマカを絶滅させられるというわけです。

しかし、人工的に遺伝子を改変した昆虫を自然界に放していいものなのか、ひじょうに疑問を感じます。もし予測のできないことがネッタイシマカに発生し、人間に脅威となる蚊が誕生してしまい、それが繁殖したらどうなるのでしょうか？　一度自然界に放した昆虫を、一匹残らず捕まえるということは困難でしょう。後でとり返しの付かないことにならないのでしょうか？

自然の生態系は、地球の長い歴史のなかで徐々に作られていき、今一定のバランスを保っています。そして、そのバランスの上に私たち人間の生も成り立っています。そこに、それまで地球上に存在しなかった遺伝子組み換え生物をばら撒くというのは、リスクが高すぎるのではないでしょうか？

いったん壊れた生態系を再び取り戻すことは、ひじょうに難しいということをもうみんなよく分かっているはずです。遺伝子組み換え生物は、生態系を根本から壊す危険性を秘めています。

したがって、植物も含めて、遺伝子組み換え生物を自然界に放つという行為はやめるべきと考えます。

悪夢が再び現実とならないために

次に三番目のパンドラの箱から飛びだしてきたのが、放射性物質です。まさしく今、これが大きな災いをもたらし、私たち日本人は大きな苦しみを経験しています。そして、この苦しみは今後何十年も続くのです。放射性セシウム１３７の半減期は三〇年と長いからです。それは、チェルノブイリの例をみても明らかなのです。

化学合成物質、遺伝子組み換え生物、そして放射性物質——人間が自分たちに利益をもたらすために作り出したものは、逆に人間を大きな苦痛に陥れる可能性を秘めているのです。すでに、放射性物質、そして化学合成物質は明らかに人間に災いをもたらしています。また、アメリカでは組み換えナタネが野生のナタネと交雑するなど、遺伝子組み換え生物も生態系を乱し始めています。その意味では、いずれも本来はパンドラの箱に閉じ込められているべきものだったのかもしれません。

パンドラの箱の話は、こんなふうに終わっています。

いったん災いが箱から飛び出したものの、そのふたはすぐに閉められました。そして、その箱の中には、もう一つ別のものが入っていました。それは、「希望」でした。こうして人々はどんな災いに会っても、希望を持つようになったとのことです——。

これはまさしく今の日本の状況ではないでしょうか。

つまり、放射性物質という災いが飛び出して、たくさんの人々を苦しめています。しかし、すぐに「ふた」を閉めれば、すなわちドイツやイタリアのように原発をすべて廃止すれば、「希望」が残るでしょう。日本の原発をすべて廃止するにはいろいろな困難がともなうと思います。しかし、できるだけそれを急がなければならないのです。

おそらく日本人の誰もが、「悪夢はもう二度と見たくない」と思っているでしょう。しかし、原発が稼動している限り、再び悪夢が現実になる可能性があるのです。それが嫌だったら、原発をすべて廃止するしかないのです。

[著者略歴]

渡辺　雄二（わたなべ　ゆうじ）

1954年生まれ、栃木県出身。宇都宮東高校卒、千葉大学工学部合成化学科卒。消費生活問題紙の記者を経て、82年よりフリーの科学ジャーナリストとなる。以後、食品、環境、医療、バイオテクノロジーなどの諸問題を、『朝日ジャーナル』『週刊金曜日』『中央公論』『世界』『新潮45』などに執筆・提起し、現在にいたる。講演も数多い。千葉県北部在住。

［著書］

『コンビニの買ってはいけない食品　買ってもいい食品』『食べてはいけない添加物　食べてもいい添加物』（だいわ文庫）、『食べて悪い油　食べてもよい油』（静山社文庫）、『早引き・カンタン・採点できる食品添加物毒性判定事典』（メタモル出版）、『食卓の化学毒物事典』『アレルギー児が増えている』（三一書房）、『喘息・花粉症・アトピーを絶つ』『健康食品は効かない!?』『ヤマザキパンはなぜカビないか』『花王「アタック」はシャツを白く染める』『ファブリーズはいらない』（緑風出版）、200万部のベストセラーとなった『買ってはいけない』（共著、金曜日）など多数。

JPCA 日本出版著作権協会
http://www.e-jpca.com/

*本書は日本出版著作権協会（JPCA）が委託管理する著作物です。

本書の無断複写などは著作権法上での例外を除き禁じられています。複写（コピー）・複製、その他著作物の利用については事前に日本出版著作権協会（電話03-3812-9424, e-mail:info@e-jpca.com）の許諾を得てください。

どう身《み》を守《まも》る？ 放射能汚染《ほうしゃのうおせん》

2011年10月10日　初版第1刷発行　　定価1600円＋税

著　者　渡辺雄二©
発行者　高須次郎
発行所　緑風出版
〒113-0033　東京都文京区本郷2-17-5　ツイン壱岐坂
［電話］03-3812-9420　［FAX］03-3812-7262［郵便振替］00100-9-30776
［E-mail］info@ryokufu.com［URL］http://www.ryokufu.com/

装　幀　斎藤あかね　　イラスト　Nozu
制　作　R 企 画　　印　刷　シナノ・巣鴨美術印刷
製　本　シナノ　　用　紙　大宝紙業　　E2000

〈検印廃止〉乱丁・落丁は送料小社負担でお取り替えします。
本書の無断複写（コピー）は著作権法上の例外を除き禁じられています。なお、複写など著作物の利用などのお問い合わせは日本出版著作権協会（03-3812--9424）までお願いいたします。
Yuji WATANABE© Printed in Japan
ISBN978-4-8461-1114-4　C0036

◎緑風出版の本

■全国どの書店でもご購入いただけます。
■店頭にない場合は、なるべく書店を通じてご注文ください。
■表示価格には消費税が加算されます。

ヤマザキパンはなぜカビないか
[誰も書かない食品&添加物の秘密]
渡辺雄二著
四六判並製 一九二頁 1600円

あらゆる加工食品には様々な食品添加物が使われている。例えば、ヤマザキパンは臭素酸カリウムという添加物を使っているが、発ガン性がある。コンビニ弁当・惣菜から駅弁、回転寿司まで食品と添加物の危険性を総ざらえする。

花王「アタック」はシャツを白く染める
[蛍光増白剤・合成界面活性剤は危ない]
渡辺雄二著
四六判並製 一七六頁 1500円

洗濯用洗剤、台所用洗剤には、多くの化学物質が含まれ、共通しているのが合成界面活性剤である。蛍光増白剤もいわく付きだ。石けんさえあれば、ほとんど用が足りる。本書ではこうした製品を取り上げ、安全性や毒性を解明する。

ファブリーズはいらない
[危ない除菌・殺虫・くん煙剤]
渡辺雄二著
四六判並製 一七六頁 1500円

ファブリーズなどの除菌・消臭スプレー、「トイレその後に」などのトイレ用消臭スプレー、くん煙剤、ゴキブリ退治スプレー、殺虫剤、防虫剤、入浴剤など……これらは安全なものなのか、本当に必要なものなのか、総点検！

健康食品は効かない⁉
[ふだんの食事で健康力アップ]
渡辺雄二著
四六判並製 一九〇頁 1600円

グルコサミン、コンドロイチン、ヒアルロン酸やダイエットサプリ。テレビや新聞のCMでおなじみの、あの健康食品はホントに効くの？　その効果や副作用など、商品別に徹底分析、食事で健康力アップの方法も伝授する。